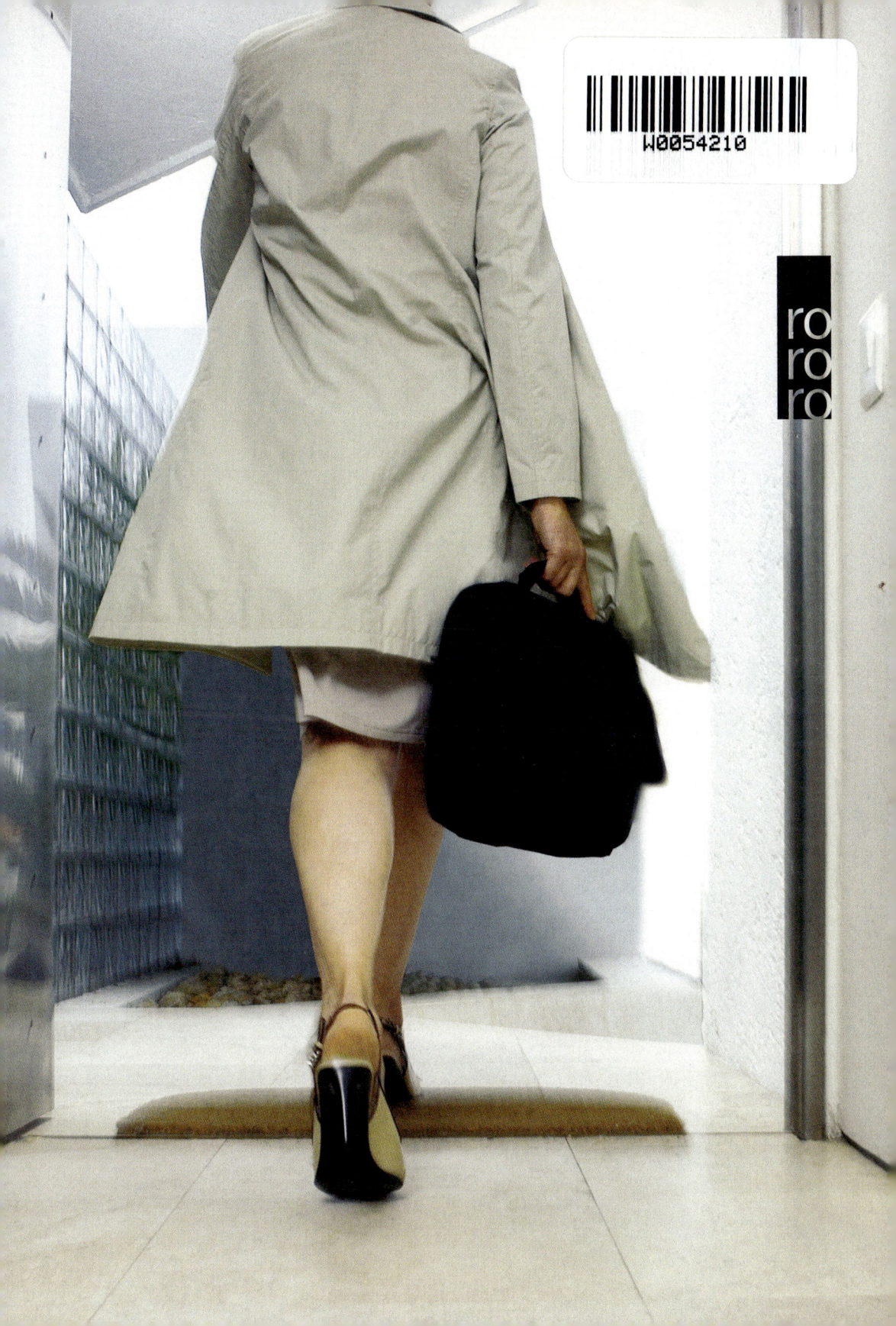

ro
ro
ro

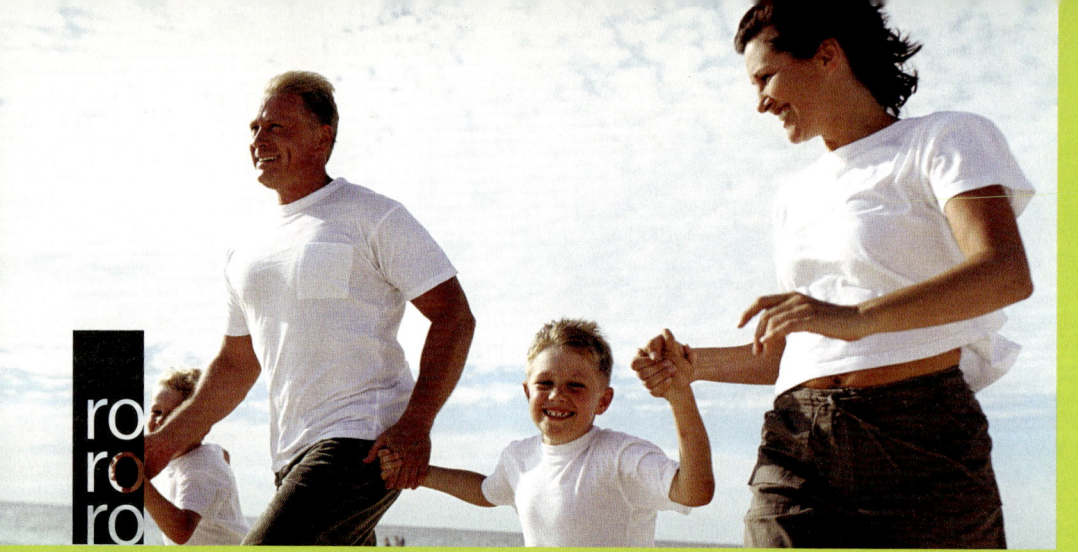

Zu diesem Buch

Der Mensch ist nicht geschaffen für einen Alltag, der langes Stehen, Sitzen oder Liegen mit sich bringt. Falsche Bewegungsabläufe und Haltungsfehler in Beruf und Freizeit, dazu noch fehlender körperlicher Ausgleich – unser Rücken lässt uns diese sträfliche Behandlung irgendwann schmerzlich spüren. Tun Sie Ihrem Rücken etwas Gutes. Ohne großen Aufwand können Sie in wenigen Minuten die Übungen in diesem Buch in Ihren Alltag integrieren, um schnell, effektiv und unauffällig Ihre Rückenschmerzen zu lindern und sich vor zukünftigen Problemen zu schützen.

Die erste Rückenschule für zu Hause und unterwegs! Mit diesen 99 leichten Übungen von Franziska Weber können Sie sich und Ihrem Rücken jederzeit etwas Gutes tun – und das auch noch ganz unauffällig! Egal, ob Sie zu Hause, im Büro oder im Kino sind, ob unterwegs mit Bus, Bahn, Flugzeug oder Auto – schon mit wenigen gezielten Bewegungen können Sie Ihren Rücken entlasten, entspannen und von Schmerzen befreien.

Franziska Weber

Nie wieder Rückenschmerzen

99 effektive Übungen für den Alltag

Mit Fotos von Patrick Beier

Rowohlt Taschenbuch Verlag

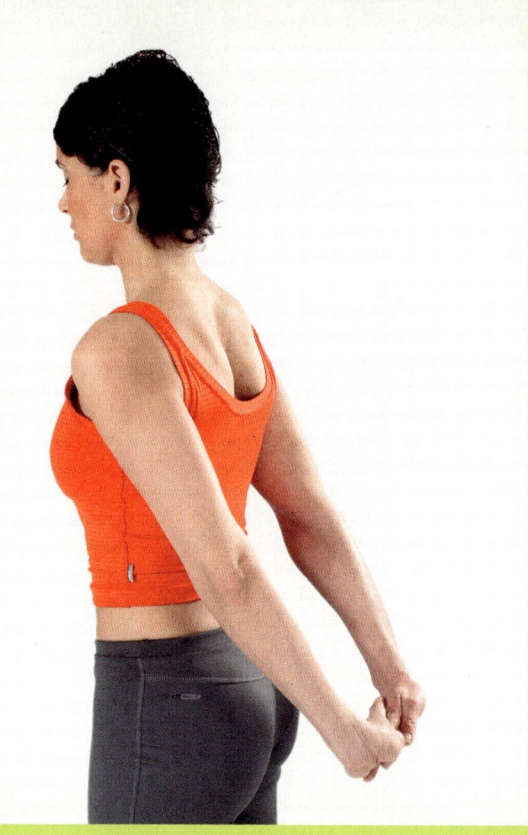

Inhalt

3. Auflage Oktober 2006

Originalausgabe
Veröffentlicht im
Rowohlt Taschenbuch Verlag,
Reinbek bei Hamburg, Oktober 2003
Copyright © 2003 by
Rowohlt Verlag GmbH,
Reinbek bei Hamburg
Redaktion Cornelia Steffahn
Umschlaggestaltung any.way, Barbara Hanke
(Foto: Patrick Beier)
Fotos Rückseite Image Source AG
und Patrick Beier
Illustrationen Gerda Raichle
Reihenlayout Christine Lohmann
Satz KCS GmbH, Buchholz/Hamburg
Druck und Bindung Clausen & Bosse, Leck
Printed in Germany
ISBN 3 499 61562 2

Viel auf Achse?

Die Idee zu diesem Buch hatte ich im Zug. Eine Mitreisende klagte der Begleiterin ihr Leid: Das lange Sitzen verursachte ihr Schmerzen, und Spaziergänge durch die engen, überfüllten Gänge brachten nur wenig Erleichterung.

«Kauf dir doch ein Rückenbuch», riet die Freundin.

«Ich habe ja eins», antwortete die Mitreisende.

«Und?»

«Steht nichts drin.»

Diese Bemerkung machte mich nachdenklich. Ein Buch, in dem nichts steht? Leere Seiten? Wohl kaum. Bald wurde mir klar, was die Dame meinte. Ihr Rückenbuch enthielt viele nützliche Übungen, aber sie waren für die schützende Umgebung des eigenen Heims gemacht. Schmerzen sind aber unbarmherzig und warten nicht, bis man nach Hause kommt.

Dieses Buch geht einen anderen Weg. Es beschäftigt sich mit den typischen Problemen Ihres Rückens in Beruf, Freizeit, Sport und auf Reisen. Genau auf die verschiedenen Situationen abgestimmte Übungen helfen Ihnen, die Rückenschmerzen an Ort und Stelle zu lindern. Weil es vielen Menschen peinlich ist, beobachtet zu werden, sind viele Übungen so diskret angelegt, dass Sie unbemerkt trainieren können.

Die Dame im Zug war mir dankbar für die Übungen, die ich ihr zeigte, und ich ihr für die Gedanken, die sie bei mir ausgelöst hatte. Das Ergebnis wird hoffentlich auch Ihnen helfen, Ihre Rückenprobleme in den Griff zu bekommen.

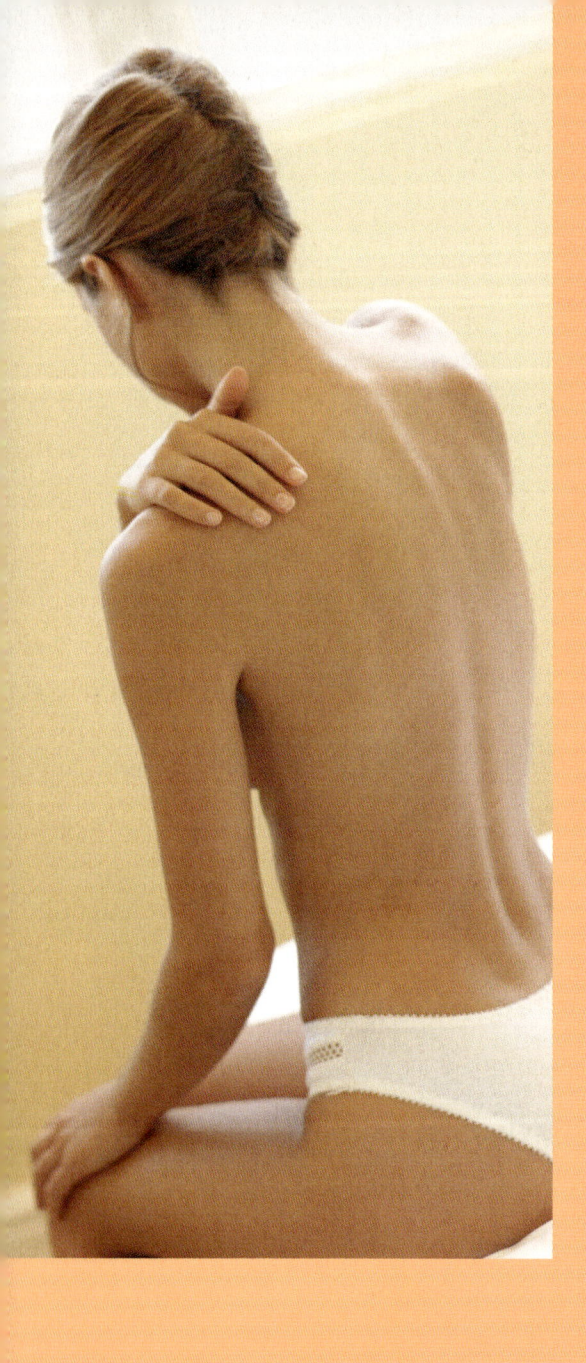

Mechanisches Wunder

So funktioniert Ihr Rücken

Rückenschmerzen kommen nicht von heute auf morgen

Unser Alltag bietet eine Fülle von Gelegenheiten, um dem Rücken Böses anzutun. Das gilt für Beruf und Freizeit gleichermaßen. Dummerweise liegen die Gefahren oft im Verborgenen: Tätigkeiten, die wir nie im Verdacht hätten, schaden der Wirbelsäule, und andere, seit Jahrzehnten als anatomisch anrüchig verschrien, sind unbedenklich, wenn nicht sogar günstig für Bänder, Muskeln und Knochen.

Nehmen wir als Beispiel die Mutter aller Turnübungen: Beine strecken, Rumpf beugen, mit den Fingerspitzen den Boden berühren, am besten mehrmals. Wenn Sie das konsequent machen, sind Ihnen regelmäßige Besuche beim Orthopäden sicher, denn die Übung ist Gift für Ihren Rücken.

Sie können aber lernen, Rückenfallen aus dem Weg zu gehen, wenn Sie verstehen, wie Ihr Körpergerüst aufgebaut ist und funktioniert. Vor allem eine Erkenntnis müssen Sie verinnerlichen: Da, wo es weh tut, liegt in vielen Fällen nicht die Ursache des Problems. Stellen Sie sich ein Bügeleisen vor, an dem Sie sich die Finger verbrennen. Das Bügeleisen verursacht die Schmerzen, doch das eigentliche Problem ist der Ste-

cker, der zwei Meter entfernt noch in der Dose steckt. Ihr Körper besteht aus hochkomplexen Systemen, die aufeinander reagieren. Stören Sie eines der Systeme durch dauerhaftes Fehlverhalten, kann es kooperierende Systeme behindern. Diese stören ein weiteres System, und das erst löst den Schmerzimpuls aus. Wenn Ihr Rücken schmerzt, könnte das also durchaus auch darauf zurückgehen, dass Sie seit Jahren die falschen Schuhe tragen oder sich standhaft weigern, so auf Ihrem Bürostuhl zu sitzen, dass Sie Ihrem Rücken nicht schaden.

Und noch etwas: Ihre Seele ist keine isolierte Einheit. Im Konzert Ihrer Systeme spielt sie eine gewichtige Rolle. Wenn Ihr Leben von Ängsten und Komplexen dominiert wird, spüren Sie das letztendlich in Ihrem Rücken, denn auch die Seele steuert Ihre Muskeln. Rückenschmerzen sind also weit mehr als nur ein physiologisches Problem. Sie können tief in das Leben eingreifen und über die unmittelbaren Auswirkungen hinaus Lebensfreude und Lebensqualität beeinträchtigen. Rückenbeschwerden bekommt man nicht von heute auf morgen. Sie sind das Ergebnis jahrelangen Fehlverhaltens. Schlechte Haltung und falsche Bewegungsabläufe führen im Lauf der Zeit zu dauerhaften Überlastungen bestimmter Muskeln und Gelenkstrukturen. Die Hauptsünden sind krummes Sitzen, krummes Stehen, Bücken und Heben mit rundem Rücken. Von morgens bis abends ziehen sich Haltungsfehler wie ein roter Faden durch die Bewegungsabläufe. Selbst nachts kann man durch falsches Liegen seinem Rücken schaden. Wenn auch noch der körperliche Ausgleich fehlt, kommt es zur Verkürzung von Muskelstrukturen. Viele Bewegungen verlangen das rasche Verlängern der Muskeln, doch dieser Aufgabe können verkürzte Muskeln nicht im vollen Umfang nachkommen. Das Problem zeigt sich auch in entgegengesetzter Richtung: Eine Reihe von Muskeln ist durch die jahrelang kultivierten Haltungsfehler auf Dauerzug fixiert und kann nicht schnell genug anspannen.

Eine gesunde Muskulatur basiert auf der ökonomischen Zusammenarbeit von anspannenden und nachlassenden Muskeln. Ist diese Kooperation gestört, kommt es zu Bewegungsänderungen und Bewegungseinschränkungen. Die Folge sind Schmerzen, die in Phasen der Unbeweglichkeit verstärkt auftreten.

Sehen Sie sich einmal im Spiegel an. An welche geometrische Form erinnert Sie Ihre Gestalt am ehesten? An eine Kugel? Ich hoffe nicht. Einen Kegel? Sicher auch nicht. Einen Zylinder? Schon eher. Aber es ist ein besonderer Zylinder, mit recht geringem Durchmesser, im Verhältnis zur Länge gesehen. Für solche Spezialzylinder gibt es eine andere Bezeichnung – richtig, einen Stab. Doch so einfach ist die Sache nicht. An dem Stab sind weitere Stäbe angebracht: Ihre Arme und Beine. Und zu allem Überfluss hält ein besonders dünner Stab – der Hals – am oberen Ende des Rumpf-Stabs eine eigentlich zu große und zu schwere Kugel, den Kopf.

Ein Physiker wird Ihnen bestätigen, dass das keine günstigen Voraussetzungen für eine stabile Konstruktion sind. Stäbe haben eine physikalisch recht unangenehme Eigenschaft: Es wirken hohe Hebelkräfte auf sie ein. Schon geringe Belastungen können an der anderen Seite des Hebels drastische Auswirkungen haben. Es muss nicht gleich etwas abbrechen. Minimale Ursachen können aber bereits genügen, um ein Gelenk aus seiner Verankerung springen zu lassen.

Wenn wir die Stab-Konstruktion, die unseren Körper bildet, genauer ansehen, stellen wir fest, dass der Rumpfstab kein starres Gebilde ist. Er besteht aus vielen kleinen Elementen, den Wirbeln, die flexibel miteinander verbunden sind. Dieser flexible Stab ist unsere Wirbelsäule. Sie besteht aus drei Hauptabschnitten: Den oberen Abschluss bildet die Halswirbelsäule (HWS) mit sieben Halswirbeln. Ihre Aufgabe ist es, den Kopf zu tragen.

In der Mitte befindet sich die Brustwirbelsäule (BWS) mit zwölf Brustwirbeln. Gemeinsam mit dem Brustbein und den Rippen bildet sie den knöchernen Brustkorb.

Als unterer Abschluss folgt die Lendenwirbelsäule (LWS) mit ihren fünf Lendenwirbeln. Sie steht direkt auf dem Becken auf.

Auch das Becken gehört teilweise zur Wirbelsäule. Kreuzbein und Steißbein, im hinteren Teil des Beckens, bestehen ebenfalls aus Wirbeln. Sie sind jedoch zu einem Knochen verschmolzen und lassen so gut wie keine Eigenbewegung zu.

Den Hauptteil des Gewichts trägt der Wirbelkörper. Er und ein paariger Wirbelbogen, der hinten das Wirbelloch umgibt, bilden zusammen den Wirbel. Die aufeinander folgenden Wirbellöcher bilden den Spinalkanal, in dem das Rückenmark verläuft.

Zwei benachbarte Wirbellöcher schließen nicht fugenlos aneinander an. Aus der entstehenden Lücke, dem Zwischenwirbelloch, treten links und rechts Nerven aus.

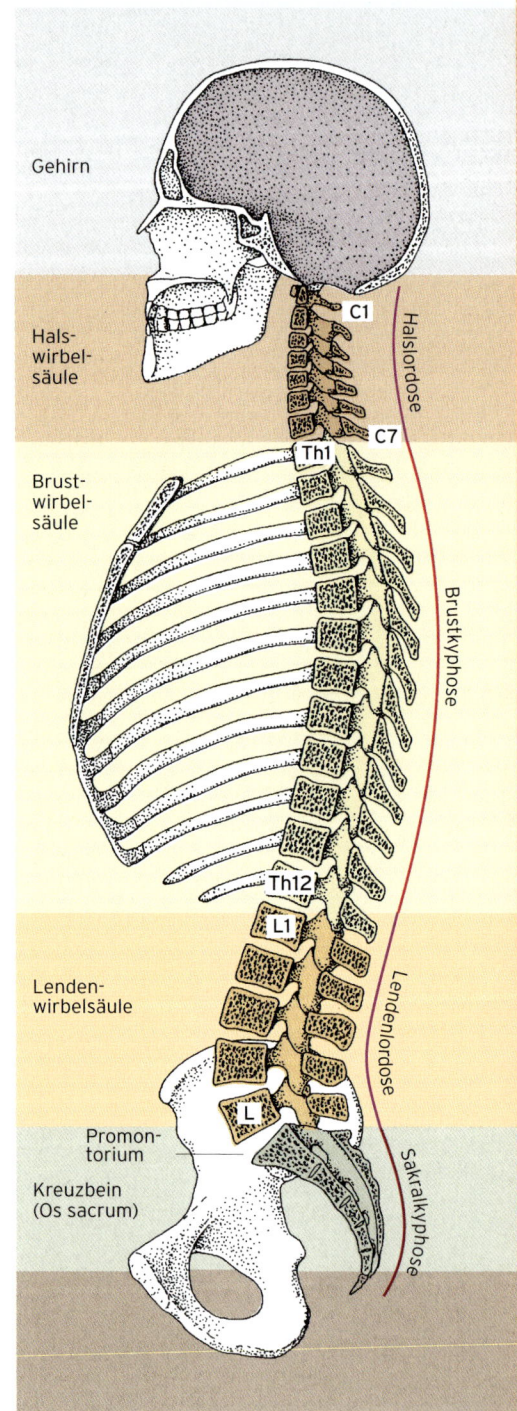

Gehirn

Halswirbelsäule

Halslordose

C1

C7

Th1

Brustwirbelsäule

Brustkyphose

Th12

L1

Lendenwirbelsäule

Lendenlordose

L

Promontorium

Kreuzbein (Os sacrum)

Sakralkyphose

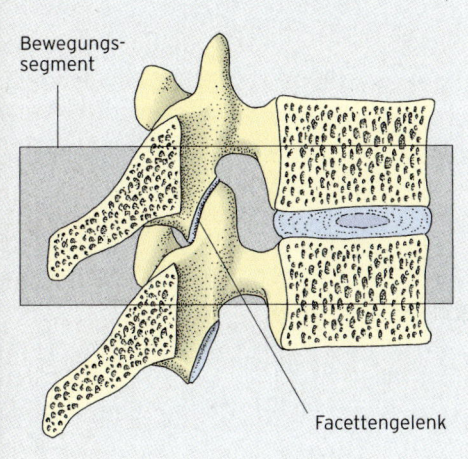

Bewegungs-
segment

Facettengelenk

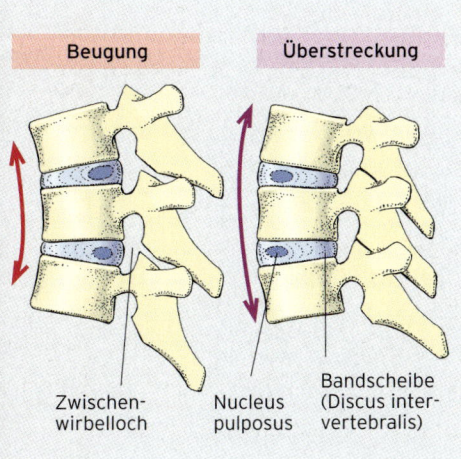

Beugung | Überstreckung

Zwischen-
wirbelloch

Nucleus
pulposus

Bandscheibe
(Discus inter-
vertebralis)

Unser Körper folgt in vieler Hinsicht modernsten Konstruktionsmerkmalen. So sind die Wirbel – wie viele andere Knochen auch – in Leichtbauweise ausgeführt. Während die Ränder aus einer stabilen Knochenrinde bestehen, verteilen im Inneren viele feine Knochenbälkchen die Last gleichmäßig auf den gesamten Querschnitt. Ober- und Unterseite der Wirbelkörper sind mit glattem Knorpel überzogen. Diese Schichten dienen als Lager für die Zwischenwirbelscheiben – auch Bandscheiben genannt.

Bandscheiben befinden sich in allen Wirbelzwischenräumen – außer zwischen erstem und zweitem Halswirbel. Den Bandscheiben kommt eine fundamentale Aufgabe zu: Sie erlauben die Bewegung der Wirbelkörper gegeneinander und sorgen für die gleichmäßige Verteilung einwirkender Kräfte.

Haben Sie sich schon einmal darüber gewundert, dass der Mensch im Laufe des Tages einen bis zwei Zentimeter kleiner wird – und diesen Verlust über Nacht wieder wettmacht? Die Ursache dafür ist bei den Bandscheiben zu suchen, denn im Stehen und Sitzen wirkt ständig hoher Druck auf sie ein. Die Folge ist Wasserverlust und damit ein Rückgang der Scheibendicke. Im Liegen nimmt die Bandscheibe wieder Wasser auf und lässt uns am

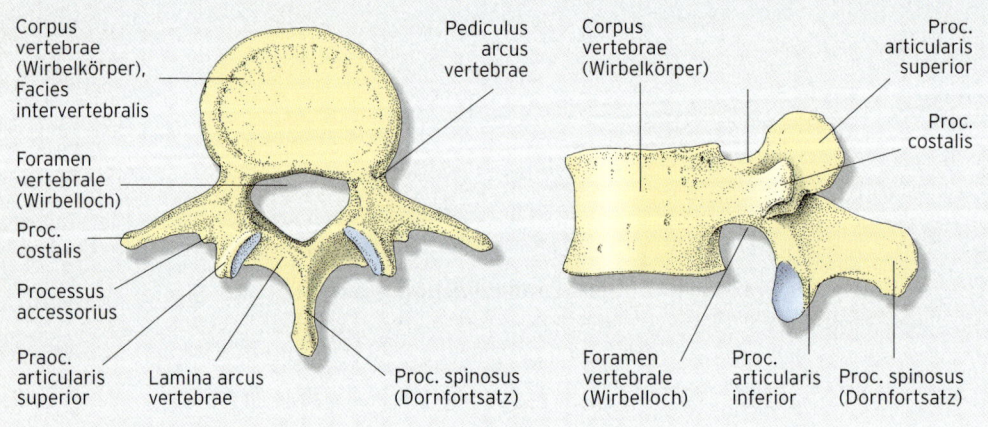

Corpus vertebrae (Wirbelkörper), Facies intervertebralis

Pediculus arcus vertebrae

Corpus vertebrae (Wirbelkörper)

Proc. articularis superior

Proc. costalis

Foramen vertebrale (Wirbelloch)

Proc. costalis

Processus accessorius

Praoc. articularis superior

Lamina arcus vertebrae

Proc. spinosus (Dornfortsatz)

Foramen vertebrale (Wirbelloch)

Proc. articularis inferior

Proc. spinosus (Dornfortsatz)

nächsten Morgen in voller Größe erwachen.

Und Bandscheibenschäden? Sie entstehen in vielen Fällen ebenfalls durch die tägliche Druckbelastung. Ist sie zu hoch, sinkt die Versorgung der Bandscheiben mit Sauerstoff und Nährstoffen auf ein Minimum. Hält diese «Unterernährung» über einen längeren Zeitraum an, sind Schädigungen die Folge.

Ein anderes Risiko droht der Bandscheibe durch die Art, wie sie in ihrer Position fixiert wird. Mehrere Bänder an Ober- und Unterseite sowie an Vorder- und Hinterkante sorgen für den stabilen Halt der Scheibe. Bei zu hohen Belastungen sind die Bänder zuweilen überfordert: Die Bandscheibe rutscht aus ihrem Lager – der Bandscheibenvorfall ist da.

Risikofaktor Sitzen

Vielleicht wundern Sie sich darüber, dass man sogar beim Stillsitzen seinen Rücken gefährden kann. Doch gerade der Bewegungsmangel ist das eigentlich Belastende. Für den Körper bedeutet Stillsitzen Schwerarbeit. Unser Skelett und unser Bewegungsapparat sind vor vielen Millionen Jahren entstanden, als Jagd und Selbstverteidigung lebenswichtig waren. An der Basiskonstruktion hat sich bis heute nichts Wesentliches geändert – deshalb ist unser Körper nach wie vor auf Bewegung ausgelegt und nicht auf starre Haltung.

Die Schmerzen bei längerem Sitzen stammen von Muskelfehlspannungen, Gelenkfehlstellungen und Überbelastungen, die nicht kompensiert werden können. Woher diese Fehlfunktionen kommen, wissen Sie bereits: Sie sind das Ergebnis vieler kleiner und großer Haltungssünden. Eine Reihe von Übungen geht speziell auf diese Problematik ein, damit Ihnen das Sitzen bald wieder leichter fällt. Damit Sie die Übungen immer dann machen können, wenn es nötig ist, habe ich viele davon isometrisch konzipiert. Das heißt: Von außen ist nicht zu erkennen, dass Sie gerade eine Übung machen. Sie erregen keine Aufmerksamkeit, ob in Kino, Theater, Zug oder Flugzeug.

Risikofaktor Bewegung

Sie haben keine Chance, Rückenbeschwerden zu vermeiden, indem Sie ihnen keine Beachtung schenken oder versuchen, allen potentiellen Risiko-Situationen aus dem Weg zu gehen. Würden Sie Ihr Leben lang nur still sitzen bleiben, wären Rückenschmerzen unvermeidlich, wie eben erklärt. Selbst in Ihrem Bett lauern Gefahren für Ihren Rücken. Auch das richtige Liegen will gelernt sein, wenn Sie vor Haltungsschäden sicher sein wollen. Dem Körper ist es egal, ob Sitzen oder Liegen Ihren Bewegungsapparat ruiniert. Vernünftiger ist es, den natürlichen Lebenszustand für ihren Körper herzustellen: Bewegung. Doch leider, ich muss es eingestehen, gehen die Probleme damit erst richtig los. Es

kommt nämlich darauf an, sich *richtig* zu bewegen.

Eine komplette Haltungsschulung einzuflechten würde den Rahmen dieses Buchs sprengen. Dafür gibt es andere Bücher oder – noch besser – die Krankengymnastikpraxis in Ihrer Nähe, die Ihnen beim Erlernen und Einüben richtiger Alltagshaltungen hilft. In diesem Buch werde ich auf Sondersituationen eingehen, die an anderer Stelle nicht – oder nur selten – behandelt werden, nämlich Sofort-Übungen, die Sie in Ihren Arbeitsalltag, Ihre Freizeit oder Ihren Sport einbauen können. So können Sie sofort, an Ort und Stelle, etwas gegen Rückenschmerzen tun.

Was Sie über Rückenübungen wissen sollten

Dieses Buch unterscheidet sich in verschiedener Hinsicht von den meisten anderen Rücken-Büchern. Sie werden einiges darin nicht finden, was Sie vielleicht erwartet hätten, zum Beispiel Hinweise darauf, für welchen Körperteil die einzelnen Übungen gut sind. Dafür gibt es anderes, womit Sie nicht rechnen, so die neuartige Gliederung der Übungen nach Lebenssituationen und nicht, wie allgemein üblich, nach Körperregionen. Das alles hat seinen guten Grund.

In der Physiotherapie hat sich in den letzten Jahren vieles getan, was das Wissen um Rücken, Wirbelsäule und Schmerz-Ursachen betrifft. Dinge, die noch vor kurzem als unabänderliche Wahrheit galten, wurden inzwischen als verhängnisvolles Rücken-Risiko entlarvt. Eine der grundlegenden Erkenntnisse ist: Der Mensch ist keine Maschine. So lapidar sich dieser Satz auch anhört – er trägt eine fundamentale Aussage in sich. War man früher der Ansicht, man könne heilen, indem man sich das kaputte «Bauteil» vornimmt, weiß man heute, dass der menschliche Körper ein komplexes System kooperierender Systeme ist, oder anders ausgedrückt: Heilen ist ein ganzheitlicher Vorgang – auch bei Rückenbeschwerden.

Da fehlt doch was – oder?

Sie werden also keine Hinweise darauf finden, für welche Körperteile oder Körperregionen die Übungen gut sind. Ich habe diese Informationen bewusst weggelassen, und das in Ihrem Interesse. Nehmen Sie einmal an, Sie leiden bei Zugfahrten ständig unter starken Nackenschmerzen. Nehmen wir weiter an, in diesem Buch fänden Sie im Kapitel «Unterwegs» einige Übungen, bei denen als Schwerpunkt «Nackenmuskeln» angegeben ist. Was werden Sie tun? – Eben. Aber genau das sollen Sie nicht, denn Übungen, die die Nackenmuskeln ansprechen, können Sie nicht von Ihren Nacken-Beschwerden befreien, zumindest nicht allein.

Um zu verstehen, was ich damit meine, müssen Sie den Begriff der Muskel-Funktionskette kennen lernen. Der Begriff stammt aus einem Spezialgebiet der Krankengymnastik, der Brügger-Therapie. Die Kernaussage dieser ganzheitlichen Methode lautet: Dort, wo es wehtut, befindet sich nur selten die Ursache des Schmerzes. Lassen Sie mich Ihnen dazu ein typisches Beispiel aus meiner Praxis geben:

Ein Patient leidet an starken und anhaltenden Schmerzen in einer Daumenwurzel. Die Brügger-Therapie zeigt, dass es wenig bringen würde, sich nun direkt mit der Handmuskulatur zu beschäftigen:

1. Der Patient hat eine verkürzte Wadenmuskulatur. Das führt dazu, dass der Fuß – durch die Muskeln gesteuert – nach innen in Richtung Spitzfußstellung dreht.
2. Dadurch dreht die Hüfte in der Hüftpfanne nach innen.
3. Dadurch kippt das Becken zurück.
4. Dadurch wird die Wirbelsäule rund gezogen.
5. Dadurch schieben sich die Schultern nach vorne und oben.
6. Dadurch verspannt sich die Oberarmmuskulatur.
7. Dadurch verspannt sich die Unterarmmuskulatur.
8. Dadurch verspannt sich die Handmuskulatur.

Das erklärt, warum der Patient vor allem an der Wadenmuskulatur behandelt werden muss, obwohl er über starke Schmerzen in der Daumenwurzel klagt.

Die Botschaft ist klar: Wenn Sie im Zug unter Nackenschmerzen leiden, müssen Sie alle potenziellen Verursacher-Regionen einbeziehen, nicht nur den Nacken. Und deshalb tragen die Übungen keine Schwerpunkt-Hinweise.

Natürlich müssen Sie nicht alle Übungen eines Kapitels auf einmal abarbeiten. Teilen Sie es sich auf: Machen Sie zuerst die ersten drei Übungen, später weitere vier, später weitere drei und so fort. Wichtig ist vor allem: Konzentrieren Sie sich nicht auf «Lieblings-Übungen», sondern wechseln Sie ab. Ihr Körper ist keine Maschine, also behandeln Sie ihn auch nicht so.

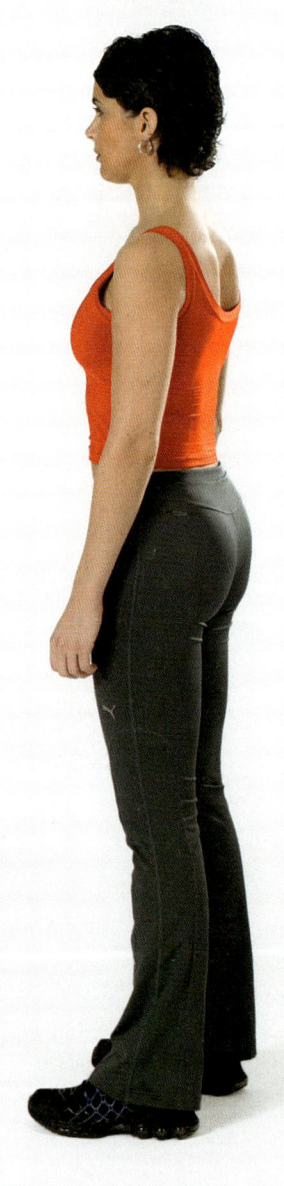

Gerade Haltung

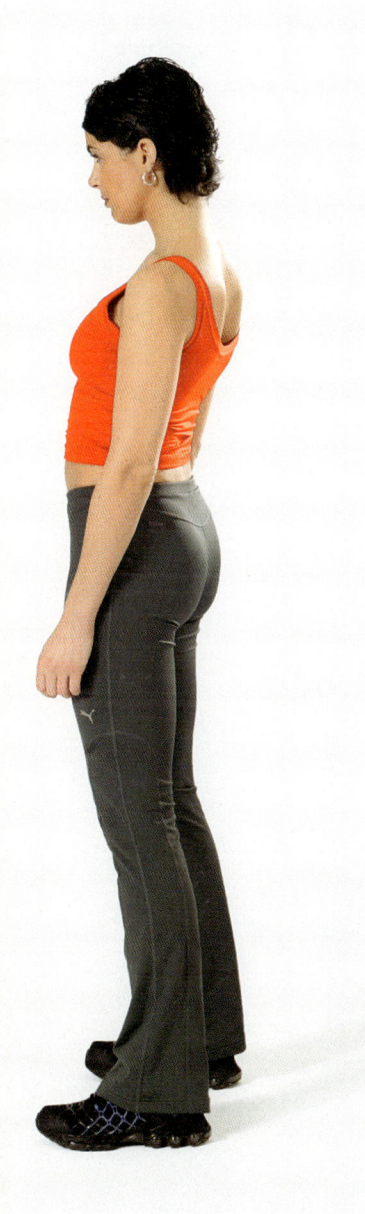
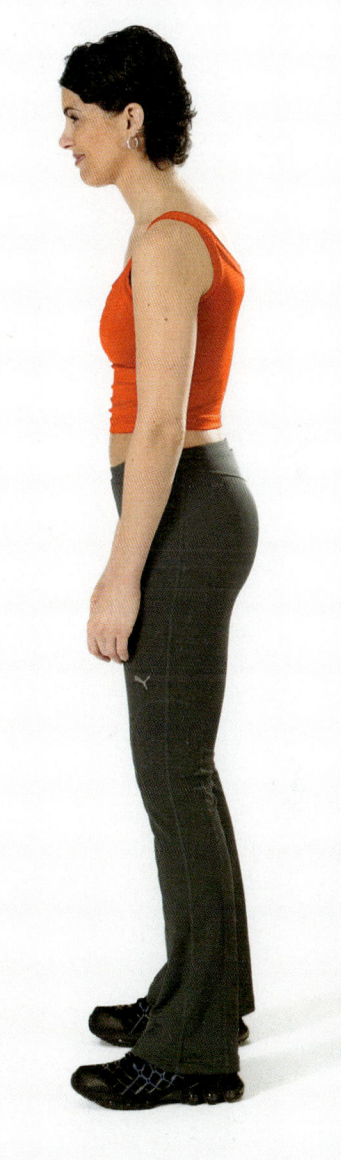

Dorsaler Überhang
(Fehlhaltung Hohlkreuz 1)

Hohlrundrücken
(Fehlhaltung Hohlkreuz 2)

Spielregeln

Übungen, die Sie unterwegs absolvieren, sind eine Sache, zu Hause Vorsorge zu treffen ist eine andere. Beginnen Sie mit den Übungen nicht erst, wenn es wehtut. So, wie Sie sich geistig auf Ihre Unternehmung einstellen, sollten Sie auch Ihren Köper auf eine Phase besonderer Belastung vorbereiten. Entsprechend gibt es in diesem Buch zwei Hauptgruppen: vorbereitende Übungen, die sich für zu Hause eignen, und Unterwegs-Übungen, die Sie bei Bedarf anwenden. Um zu spürbaren Erfolgen zu kommen, sollten Sie beides ernst nehmen – die Vorbereitung zu Hause *und* die aktuelle Maßnahme vor Ort. Von nichts kommt nichts.

Die vorbereitenden Übungen zu Hause bringen Ihren Haltungsapparat in «Ausgangsstellung». Durch regelmäßiges Training intensivieren Sie die Dehnung von Bändern und Muskeln, veranlassen Sie die Kräftigung der Rückenmuskulatur und erhöhen Ihre Beweglichkeit. Dieses Rüstzeug brauchen Sie. Die raffinierteste Übung verpufft, wenn Sie nicht kräftig genug sind oder nicht genügend Körpergefühl haben, um sie richtig zu Ende zu bringen.

Übungen in der Öffentlichkeit sind diskret angelegt, damit Sie keine unerwünschten Blicke auf sich ziehen. Nach außen ist keine Bewegung zu erkennen. Trotzdem sind auch diese Übungen anstrengend, unterschätzen Sie das nicht. Um den Körper in einer gleichmäßigen, kontrollierten Spannungslage zu halten, ist ein gewisses Maß an Kondition erforderlich. Beginnen Sie also mit den Heim-Übungen – Sie tun sich einen Gefallen damit. Neben der Vorbereitung auf die Unterwegs-Übungen ist das auch ein gutes Mittel zur Vorbeugung. So manches Wehwehchen, das Sie außerhalb der eigenen vier Wände überfallen möchte, kann so gar nicht erst entstehen.

Missverständnis Hohlkreuz

Das haben Sie sicher schon oft gehört: Nicht ins Hohlkreuz gehen! Aber was genau ist eigentlich ein Hohlkreuz? Kein anderer Begriff aus der Physiotherapie ist so häufig für Missverständnisse verantwortlich wie dieser.

Viele Menschen haben das subjektive Gefühl eines Hohlkreuzes, wenn sie den Rücken strecken. Diese falsche Körperempfindung ist das Ergebnis jahrelanger Haltungsfehler.

Sie sind die gerade Haltung einfach nicht gewöhnt und empfinden sie als unnatürlich. Die Bilder auf der vorigen Doppelseite zeigen den Unterschied zwischen gerader Haltung und Hohlkreuz.

Nicht übertreiben!

Die Angaben zum Übungsumfang richten sich an Geübte. Besonders, wenn Sie bisher nicht viel auf diesem Gebiet gemacht haben, sollten Sie nicht gleich voll einsteigen. Beginnen Sie mit einer oder zwei Wiederholungen und steigern Sie sich von Mal zu Mal. Denken Sie immer daran: Zu Hause sind Sie unbeobachtet, und unterwegs bemerkt niemand, dass Sie üben. Sie müssen niemanden beeindrucken, sondern wollen nur sich selbst helfen. Also markieren Sie nicht den Kraftprotz, sondern gehen Sie überlegt und vernünftig an die Sache heran!

Tut's weh?

Es kann vorkommen, dass Ihnen die eine oder andere Übung Schmerzen verursacht. Achten Sie auf solche Signale. Sie sind ein sicheres Zeichen dafür, dass Sie die Übung erst einmal zurückstellen sollten. In vielen Fällen sind vorbereitend ein wenig Kräftigung und Dehnung nötig. Konzentrieren Sie sich auf andere Übungen, um das zu erreichen. Testen Sie die kritischen Übungen von Zeit zu Zeit wieder an.

Sollte Ihnen allerdings die Mehrzahl der Übungen Schmerzen bereiten, ist das ein Alarmsignal, das Sie nicht auf die leichte Schulter nehmen sollten. Hier ist es mit Eigeninitiative allein nicht mehr getan. In den meisten Fällen können Sie aber ernsthafte oder dauerhafte Probleme vermeiden, wenn Sie sich rechtzeitig in einer Krankengymnastikpraxis behandeln lassen. Und noch eins: Die Übungen sind unkompliziert und leicht zu merken – im Prinzip. Wenn Auswendiglernen nicht zu Ihren Stärken gehört, notieren Sie sich die Übungen in Stichworten und «spicken» Sie bei Bedarf.

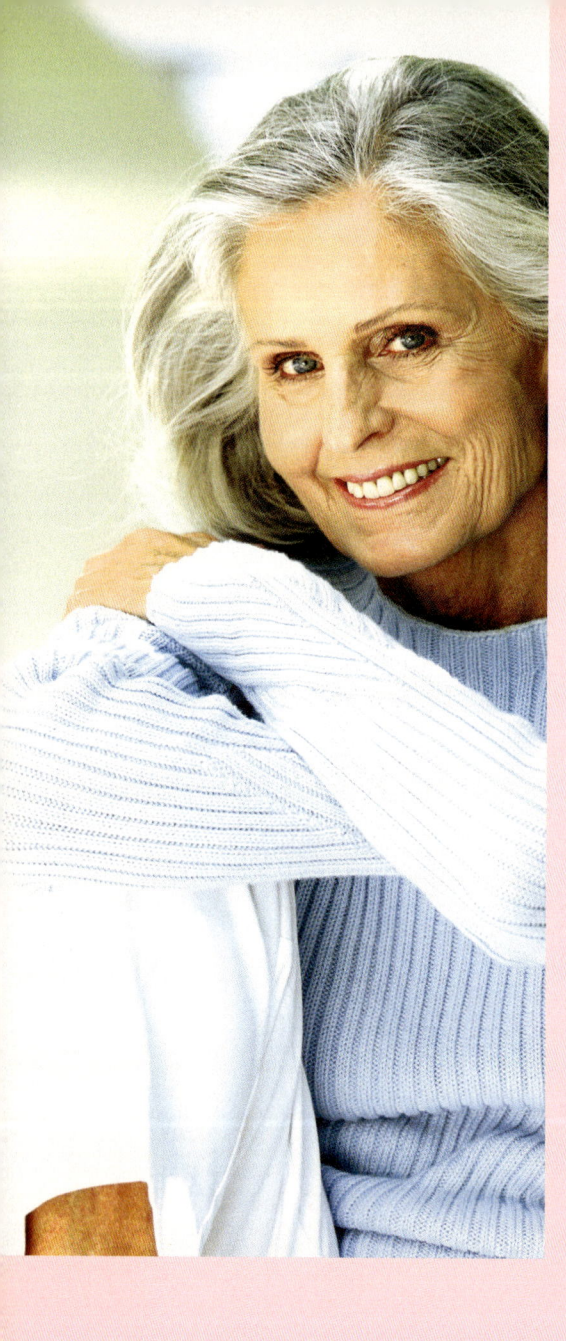

Zu Hause

Entspannen Sie sich!

Schaffen Sie eine gute Startposition!

Um sich gegen Vorhaben zu wappnen, auf die Ihr Rücken nicht freundlich reagiert, können Sie neben den vorbereitenden Übungen noch etwas anderes tun. Eines der wirksamsten Mittel zur Vorbereitung wirkt auf Seele und Körper gleichermaßen: ein schönes, warmes Vollbad. Tauchen Sie bis zur Halskrause ein und geben Sie Ihrer Muskulatur die Gelegenheit, sich in der Wärme zu entspannen. Wenn die Zeit für ein Vollbad nicht reicht, tut auch die lokale Anwendung gute Dienste. Legen Sie eine Wärmflasche auf die Körperzonen, die nach Ihrer Erfahrung am meisten schmerzen.

In Ihren vier Wänden haben Sie die beste Gelegenheit, sich optimal vorzubereiten, denn Sie sind in Ihrer gewohnten Umgebung, können sich nach Belieben ausbreiten, haben wichtige Hilfsmittel zur Hand und sind unbeobachtet. Nutzen Sie den «Heimvorteil», um in vorbereitende Aktivitäten zu investieren. Wenn Sie erst den Fuß vor die Tür gesetzt haben, sind Ihre Möglichkeiten eingeschränkt. Sie befinden sich – was Ihren Rücken betrifft – auf feindlichem Gebiet. Wie gut Sie dafür gerüstet sind, bestimmen Sie selbst.

Übungen für daheim

übung 1

AUSGANGSPOSITION: Stellen Sie sich gerade in einen Türrahmen. Achten Sie auf sicheren, etwas breitbeinigen Stand.

PHASE 1: Heben Sie den rechten Arm angewinkelt seitlich bis in Schulterhöhe. Führen Sie den Unterarm rechtwinklig nach oben und legen Sie ihn an den Türholm. Der linke Arm weist schräg nach unten. Strecken Sie die Wirbelsäule durch und drehen Sie Oberkörper und Kopf etwas nach links. Der linke Arm zieht nach hinten. Halten Sie diese Dehnung 20 bis 30 Sekunden. **Achtung:** Nicht überstrecken! Halswirbelsäule, Brustwirbelsäule und Lendenwirbelsäule stehen übereinander.

PHASE 2: Bewegen Sie den Körper wieder in die ursprüngliche, gerade Position zurück.

ÜBUNGSUMFANG: Wiederholen Sie die Übung 3- bis 5-mal. Danach folgen 3 bis 5 Wiederholungen in seitenverkehrter Position. Übrigens … Wenn Sie ein Ziehen vorne an der Achsel der gedehnten Seite fühlen, haben Sie die Übung richtig gemacht.

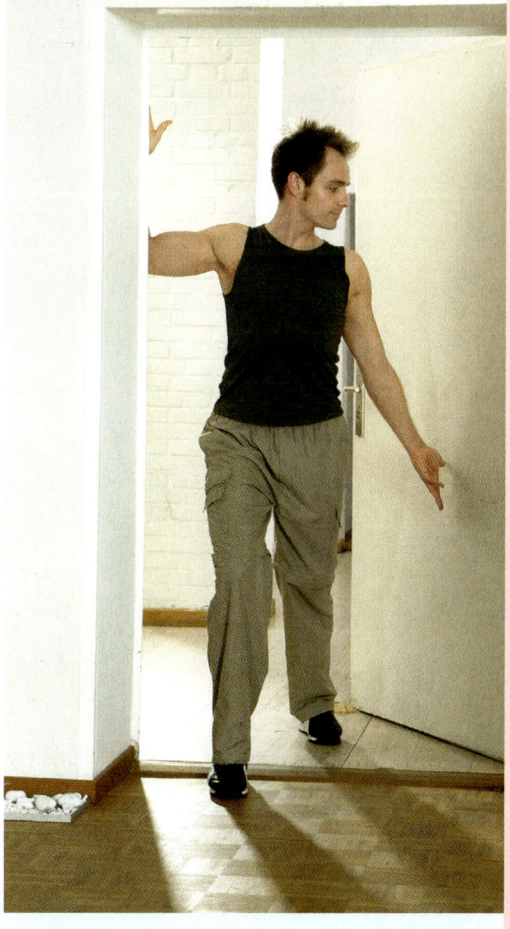

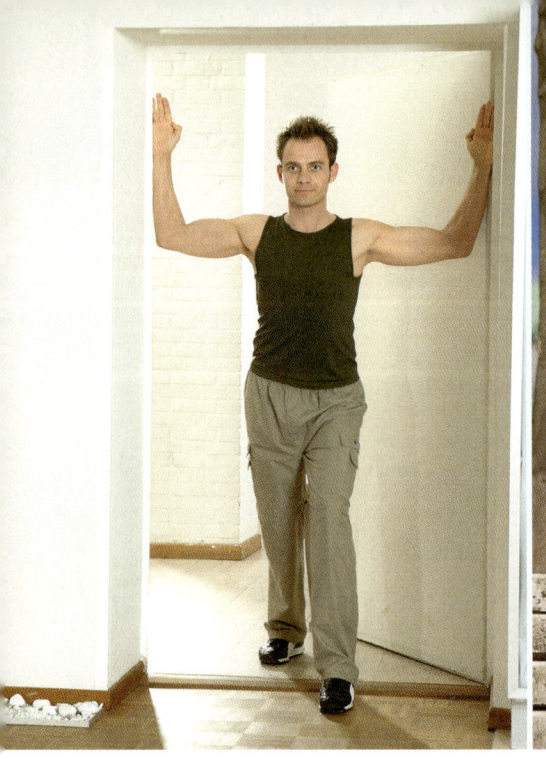
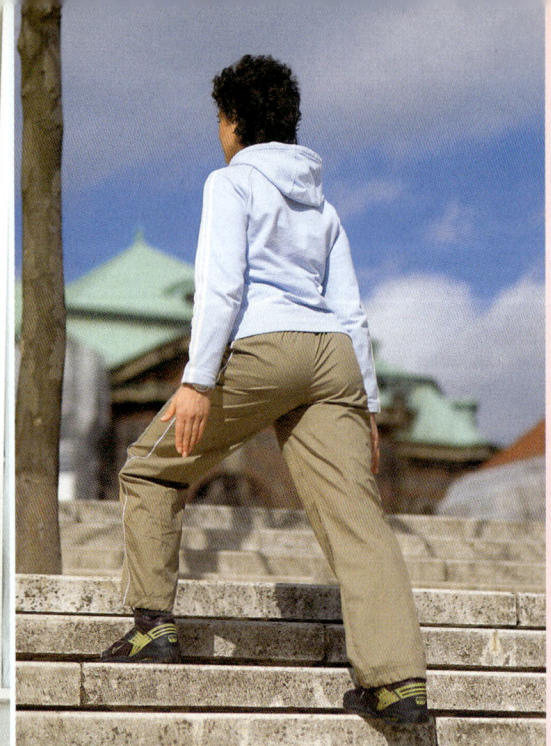

übung 2

AUSGANGSPOSITION: Stellen Sie sich vor einen Türrahmen und lehnen Sie die Arme so gegen die Türholme, dass die Unterarme senkrecht und die Oberarme waagrecht stehen.

PHASE 1: Schieben Sie das Brustbein durch den Türrahmen. Der Oberkörper neigt sich schräg nach vorne. Halten Sie die Spannung 20 bis 30 Sekunden. **Achtung:** Nicht den Bauch vorschieben!

PHASE 2: Bewegen Sie sich wieder zurück in die Senkrechte.

ÜBUNGSUMFANG: Wiederholen Sie die Übung 3- bis 5-mal.

übung 3

AUSGANGSPOSITION: Stellen Sie sich auf eine Treppe oder einen Tritthocker mit Stufen. (Sie benötigen mindestens zwei Stufen.) Der rechte Fuß steht voll auf der oberen Stufe. Der linke Fuß steht nur halb auf der unteren Stufe.

PHASE 1: Schieben Sie die Ferse des linken Fußes abwärts. Schieben Sie das Brustbein nach vorne und strecken Sie den Nacken. Halten Sie diese Spannung 20 bis 30 Sekunden.

PHASE 2: Schieben Sie den linken Fuß wieder nach oben, bis er waagrecht steht.

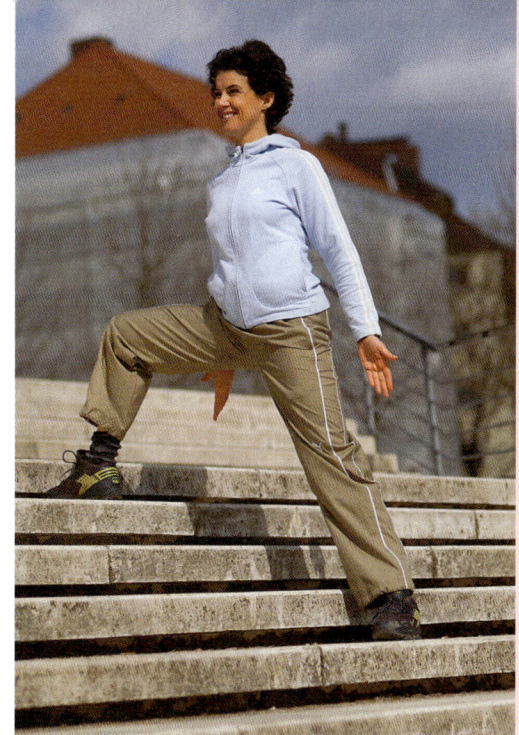

ÜBUNGSUMFANG: Wiederholen Sie die Übung 3- bis 5-mal. Danach folgen 3 bis 5 Wiederholungen in seitenverkehrter Position.

übung 4

AUSGANGSPOSITION: Diese Übung absolvieren Sie am besten im Treppenhaus. Stellen Sie sich vor den unteren Treppenabsatz und setzen Sie einen Fuß in 3 bis 4 Stufen Entfernung ab.

ABLAUF: Schieben Sie das aufgestellte Bein nach vorne, bis das Knie senkrecht über dem Fuß ist. Das andere Bein halten Sie gestreckt. Stemmen Sie den Fuß des hinteren Beins fest in den Boden. Halten Sie die Spannung 20 bis 30 Sekunden.

ÜBUNGSUMFANG: Wiederholen Sie die Übung 3- bis 5-mal. Danach folgen 3 bis 5 Wiederholungen mit dem anderen Bein.

übung 5

AUSGANGSPOSITION: Diese Übung absolvieren Sie am besten im Treppenhaus. Stellen Sie sich am unteren Treppenabsatz seitlich neben die Stufen (die rechte Schulter zeigt in Richtung Treppe).

PHASE 1: Drehen Sie das rechte Bein rechtwinklig weg und stellen Sie den Fuß zwei Stufen höher ab. Die Position ist richtig, wenn die Fußspitze in Richtung oberer Treppenabsatz zeigt. Beugen Sie das obere Bein so weit, dass sich das Knie über dem Fuß befindet. Der Oberkörper bleibt aufrecht. Halten Sie die Spannung 20 bis 30 Sekunden.

PHASE 2: Lösen Sie die Spannung.

ÜBUNGSUMFANG: Wiederholen Sie die Übung 3- bis 5-mal. Danach folgen 3 bis 5 Wiederholungen mit dem anderen Bein in seitenverkehrter Aufstellung.

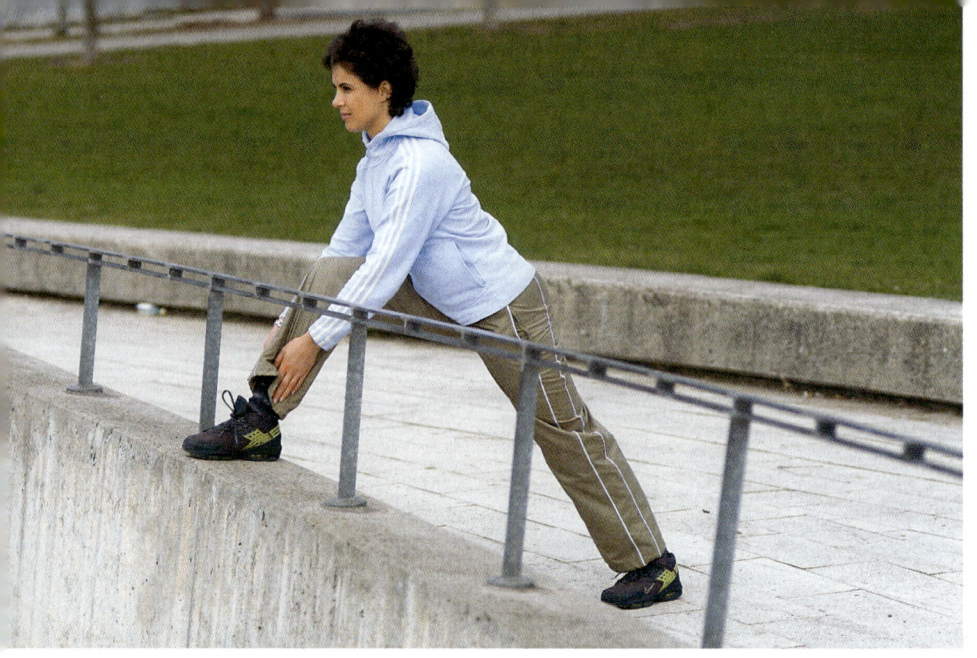

Übrigens: Wenn Sie etwas geübter sind, können Sie zur Intensivierung der Übung den Fuß drei Stufen über dem Treppenabsatz abstellen.

übung 6

AUSGANGSPOSITION: Diese Übung absolvieren Sie am besten im Treppenhaus. Stellen Sie sich so am unteren Treppenabsatz auf, dass die Stirn zur Treppe zeigt. Stellen Sie den rechten Fuß in drei Stufen Entfernung gebeugt ab. Das rechte Bein ist gebeugt, das linke gestreckt.

PHASE 1: Beugen Sie den Oberkörper gerade nach vorne und greifen Sie mit den Händen gleichzeitig nach dem oben stehenden Fuß, so, als wollten Sie sich einen Schuh anziehen. Schieben Sie das Brustbein nach vorn. **Achtung:** Der Rücken bleibt gerade. Halten Sie die Spannung 20 bis 30 Sekunden.

PHASE 2: Bewegen Sie den Körper wieder in die Senkrechte.

ÜBUNGSUMFANG: Wiederholen Sie die Übung 3- bis 5-mal. Danach folgen 3 bis 5 Wiederholungen in seitenverkehrter Position.

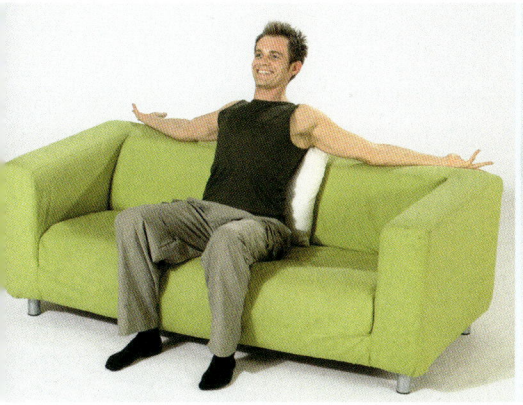 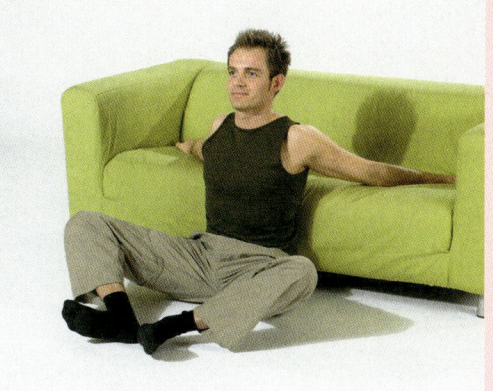

übung 7

AUSGANGSPOSITION: Setzen Sie sich mittig auf ein Sofa und stecken Sie ein bis zwei Kissen hinter den Rücken. Achten Sie darauf, dass die Kissen direkt auf der Sitzfläche aufliegen und so den Lendenwirbelbereich abstützen. Damit vermeiden Sie eine krumme Sitzhaltung.

PHASE 1: Ziehen Sie die gestreckten Arme nach hinten und legen Sie sie beidseitig auf der Rückenlehne ab. Die Handflächen zeigen nach oben, die Daumen sind so weit wie möglich nach hinten gedreht. Ziehen Sie die Schulterblätter in Richtung Becken. Halten Sie die Spannung 20 bis 30 Sekunden.

PHASE 2: Entspannen Sie die Arme. Drehen Sie die Daumen nach vorn.

ÜBUNGSUMFANG: Wiederholen Sie die Übung 3- bis 5-mal.

übung 8

AUSGANGSPOSITION: Setzen Sie sich mittig vor ein Sofa auf den Boden und lehnen Sie sich mit dem Rücken dagegen. Die gestreckten Arme legen Sie auf die Sitzfläche auf. Die Knie sind leicht gebeugt und zeigen leicht nach außen.

PHASE 1: Schieben Sie das Brustbein nach vorne und ziehen Sie gleichzeitig die leicht auswärts zeigenden Fußspitzen nach oben in Richtung Knie. Halten Sie die Spannung 20 bis 30 Sekunden.

PHASE 2: Entspannen Sie Brustbein und Füße.

ÜBUNGSUMFANG: Wiederholen Sie die Übung 3- bis 5-mal.

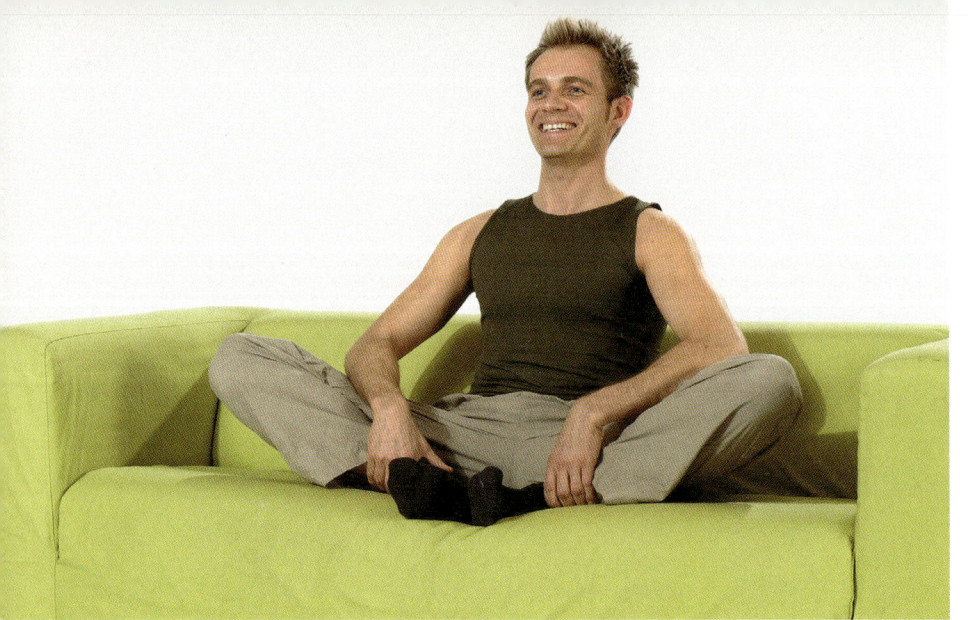

übung 9

AUSGANGSPOSITION: Setzen
Sie sich mittig auf ein Sofa. Stopfen
Sie zwei Kissen hinter die Lendenwirbelsäule. Stellen Sie die Beine
angewinkelt vor sich auf der Sitzfläche ab.

PHASE 1: Strecken Sie die Wirbelsäule, und schieben Sie das Brustbein nach vorne. Lassen Sie die Knie
seitlich auseinander fallen. Ziehen
Sie die Fußspitzen in Richtung Knie.
Mit den Händen drücken Sie die
Knie so weit wie möglich auseinander. Halten Sie die Spannung 20 bis
30 Sekunden.

PHASE 2: Lösen Sie die Spannung.

ÜBUNGSUMFANG: Wiederholen
Sie die Übung 3- bis 5-mal.

übung 10

AUSGANGSPOSITION: Setzen Sie
sich auf einen Hocker oder einen
Stuhl. Die Füße stehen fest auf dem
Boden, etwas mehr als hüftbreit
auseinander.

PHASE 1: Strecken Sie die Wirbelsäule. Ziehen Sie die Schultern gleichmäßig nach unten in Richtung Gesäß. Heben Sie einen Arm über den
Kopf. Legen Sie die Handfläche auf
das gegenüberliegende Ohr.

PHASE 2: Drücken Sie den Kopf
leicht gegen die Handfläche, die den
Kopf zur Seite zieht. Schieben Sie
gleichzeitig den anderen Arm gestreckt nach unten. Der Kopf und die
Schulter müssen sich voneinander
entfernen (siehe Bild). Diese Dehnung halten Sie 20 bis 30 Sekunden.

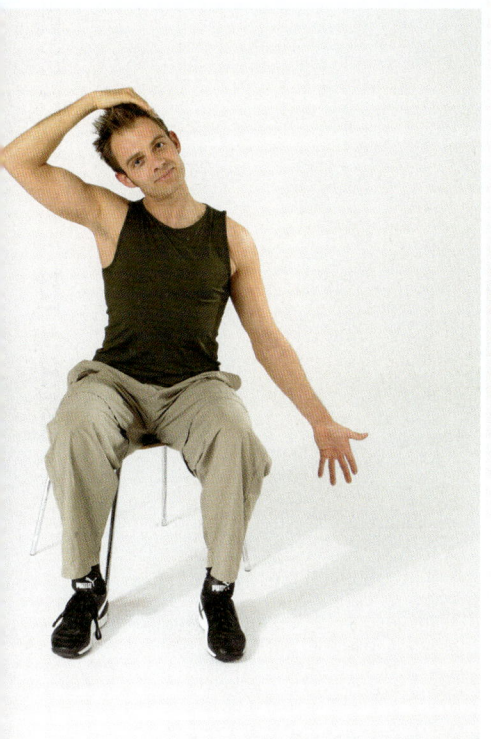

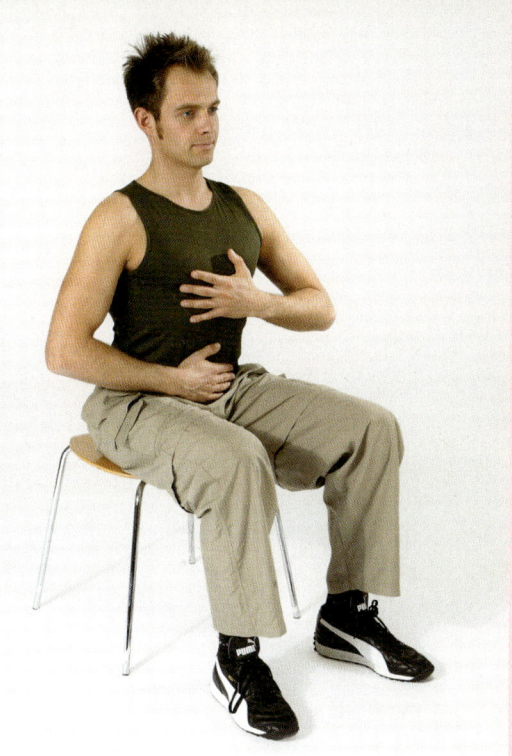

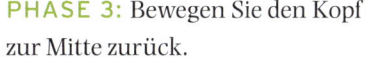

PHASE 3: Bewegen Sie den Kopf zur Mitte zurück.

ÜBUNGSUMFANG: Wiederholen Sie die Übung 3- bis 5-mal. Danach folgen 3 bis 5 Wiederholungen nach der anderen Seite.

Übrigens: Wenn Sie ein deutliches Ziehen in der gedehnten Zone zwischen Ohr und Schulter spüren, haben Sie die Übung richtig gemacht.

übung 11

AUSGANGSPOSITION: Setzen Sie sich aufrecht auf einen Hocker. Legen Sie eine Handfläche auf den Bauchnabel, die andere auf das untere Ende des Brustbeins.

PHASE 1: Kippen Sie das Becken nach vorne. Schieben Sie das Brustbein vor. Sie machen es richtig, wenn sich dabei die Hände voneinander entfernen. **Achtung:** Am Ende der Bewegung sollen Halswirbelsäule, Brustwirbelsäule und Lendenwirbelsäule genau übereinander stehen. Die richtige Position können Sie auch anhand Ihrer Kleidung kontrollieren: Wenn Ihr Hemd, Ihre Bluse oder Ihr Pullover

Querfalten wirft, ist die Haltung nicht richtig.

PHASE 2: Werden Sie bewusst wieder rund.

ÜBUNGSUMFANG: Führen Sie den Bewegungsablauf eine Minute lang immer wieder durch.

Übungsziel: Mit dieser Übung bekommen Sie mehr Gefühl für eine gerade Rückenhaltung.

übung 12

Für diese Übung benötigen Sie einen Besenstiel.

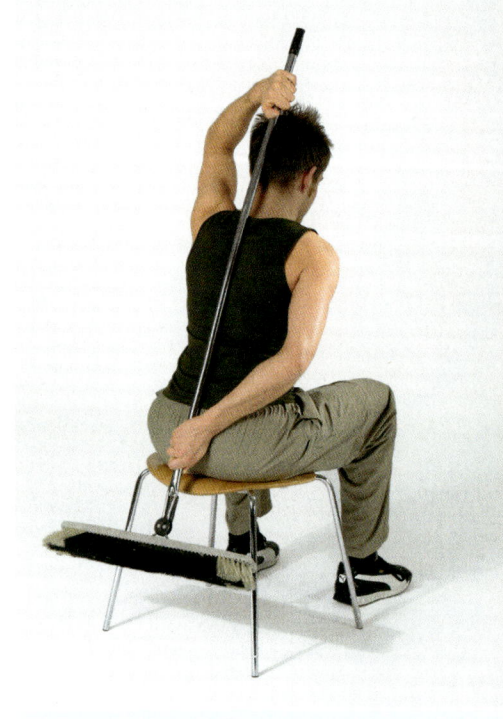

AUSGANGSPOSITION: Setzen Sie sich aufrecht auf einen Hocker. Stellen Sie den Besenstiel so hinter sich auf, dass er entlang der Wirbelsäule an Ihrem Rücken anliegt.

PHASE 1: Umfassen Sie den Besenstiel mit einer Hand über dem Kopf, mit der anderen unterhalb des Beckens. Strecken Sie den Rücken, bis nur noch das Becken und der Nacken am Besenstiel anliegen. Beugen Sie den Oberkörper mit anliegendem Besenstiel etwa 45 Grad nach vorne. **Achtung:** Die Bewegung muss aus dem Becken kommen, nicht aus der Wirbelsäule! Halten Sie die Position etwa 20 Sekunden.

PHASE 2: Bewegen Sie den Oberkörper mit anliegendem Besenstiel wieder zurück in die Senkrechte.

ÜBUNGSUMFANG: Wiederholen Sie die Übung 3- bis 5-mal.

Übrigens: Neben der Kräftigung vermittelt Ihnen diese Übung auch das Gefühl für richtiges Bücken.

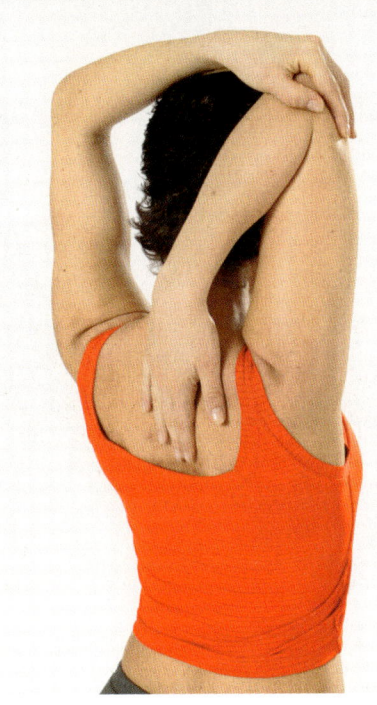

übung 13

AUSGANGSPOSITION: Diese Übung lässt sich gut in der Küche machen. Stemmen Sie die Hände gegen die Türen der Küchen-Oberschränke. (Vorsicht bei Glastüren!) Halten Sie die Arme gestreckt.

PHASE 1: Gehen Sie in Schrittstellung und achten Sie darauf, dass sich das vordere Knie über dem Fuß befindet. Das hintere Bein ist gestreckt. Schieben Sie das Brustbein nach vorn und strecken Sie den gesamten Rücken. Halten Sie die Spannung 10 bis 20 Sekunden.

PHASE 2: Lösen Sie die Spannung, wechseln Sie die Schrittstellung und wiederholen Sie die Übung wie in Phase 1.

ÜBUNGSUMFANG: Wiederholen Sie die Übung 6- bis 10-mal.

übung 14

AUSGANGSPOSITION: Stellen Sie sich gerade hin.

PHASE 1: Recken Sie einen Arm abgewinkelt so nach oben und hinten, dass Sie mit den Fingerspitzen die Wirbelsäule berühren. Legen Sie den Kopf an den Unterarm und drücken Sie ihn gegen den Arm nach hinten. Mit der anderen Hand schieben Sie den Ellenbogen des abgewinkelten Arms so weit wie möglich nach unten, damit die Finger des abgewinkelten Arms entlang der Wirbelsäule so weit wie möglich abwärts gleiten. Halten Sie die Spannung 20 bis 30 Sekunden.

33

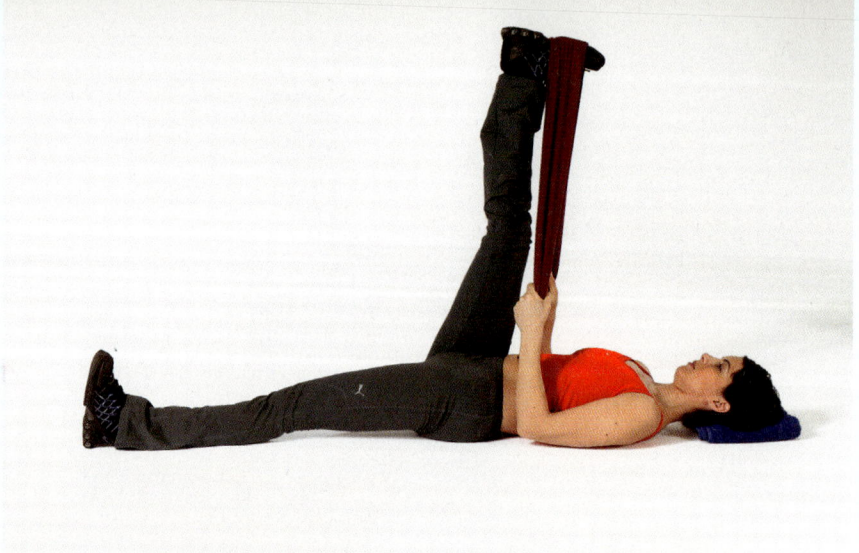

PHASE 2: Vermindern Sie den Druck der Hand, damit der abgewinkelte Arm wieder etwas nach oben gleiten kann.

ÜBUNGSUMFANG: Wiederholen Sie die Übung 3- bis 5-mal. Danach folgen 3 bis 5 Wiederholungen mit dem anderen Arm in seitenverkehrter Position.

übung 15

Für diese Übung brauchen Sie einen Schal oder ein großes Tuch und ein kleines Kissen.

AUSGANGSPOSITION: Schlingen Sie den Schal um die rechte Fußsohle, behalten Sie die Schal-Enden in den Händen und legen Sie sich gerade auf den Boden.

PHASE 1: Ziehen Sie mit dem Schal das rechte Bein so weit wie möglich hoch – wenn es geht, bis über die Senkrechte hinaus. Das linke Bein bleibt flach auf dem Boden liegen. Schieben Sie die Ferse des rechten Beins in Richtung Decke, während Sie die Fußspitze in Richtung Knie ziehen. Das Bein soll dabei nicht ganz durchgestreckt werden, sondern leicht gebeugt bleiben. Die Schultern bleiben dabei auf dem Boden liegen. Halten Sie die Spannung 20 bis 30 Sekunden.

PHASE 2: Lassen Sie das Bein zurückgleiten.

ÜBUNGSUMFANG: Wiederholen Sie die Übung 3- bis 5-mal. Danach folgen 3 bis 5 Wiederholungen in seitenverkehrter Position.

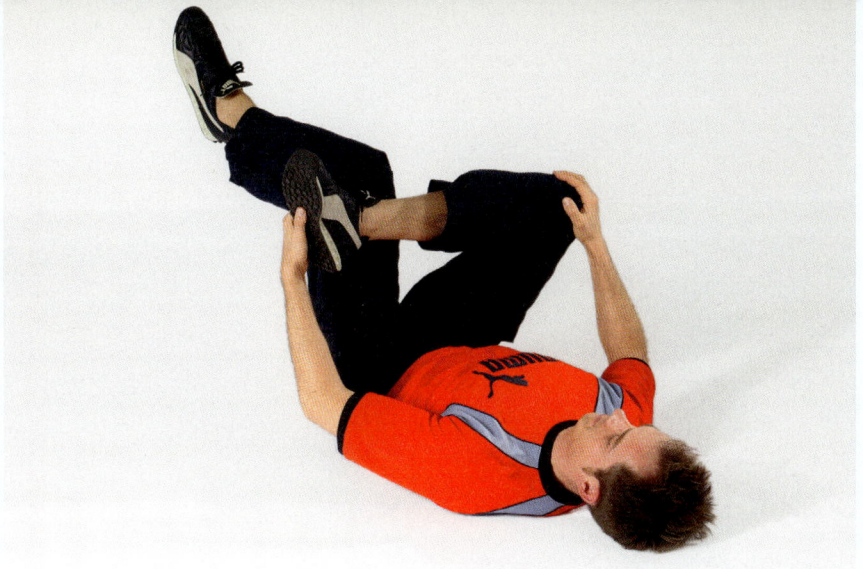

übung 16

AUSGANGSPOSITION: Legen Sie sich mit angewinkelten Beinen auf den Boden.

PHASE 1: Legen Sie den Fuß-Außenknöchel des rechten Beins auf den Oberschenkel des linken Beins. Schieben Sie das Knie des rechten Beins nach außen, während Sie das linke Bein anheben und in Richtung Oberkörper ziehen. Mit der rechten Hand drücken Sie das rechte Knie vom Körper weg. Mit der linken Hand ziehen sie den rechten Fuß heran. Halten Sie die Spannung 20 bis 30 Sekunden.
Achtung: Die Schultern halten ständig Bodenkontakt!

PHASE 2: Lassen Sie die Beine los und führen Sie sie in die gebeugte Ausgangsstellung zurück.

ÜBUNGSUMFANG: Wiederholen Sie die Übung 3- bis 5-mal. Danach folgen 3 bis 5 Wiederholungen in seitenverkehrter Position.

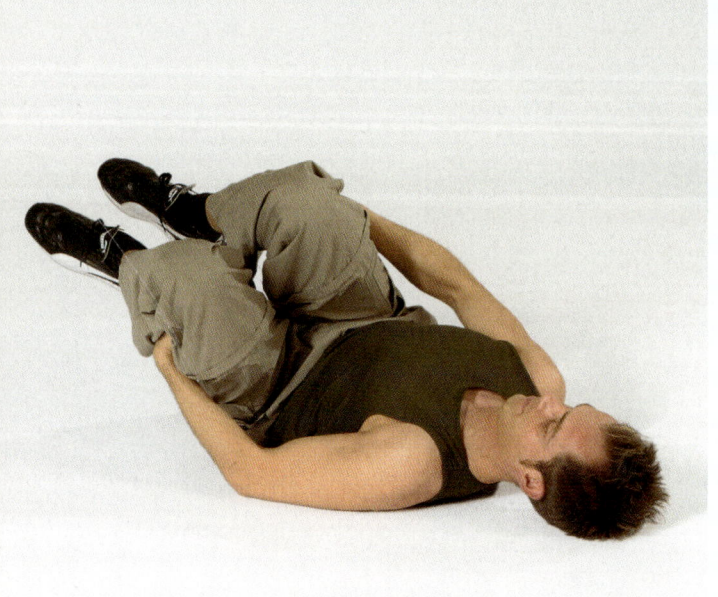

übung 17

AUSGANGSPOSITION: Legen Sie
sich mit angewinkelten Beinen auf
den Boden.

ABLAUF: Fassen Sie mit den Händen unter die Oberschenkel und lassen Sie die Unterschenkel hängen.
Ziehen Sie die Beine an den Oberkörper. Behalten Sie dabei mit dem
Rücken Bodenkontakt. Rollen Sie
mit dem Gesäß weich hin und her.

ÜBUNGSUMFANG: Machen Sie die
Übung etwa eine Minute lang.

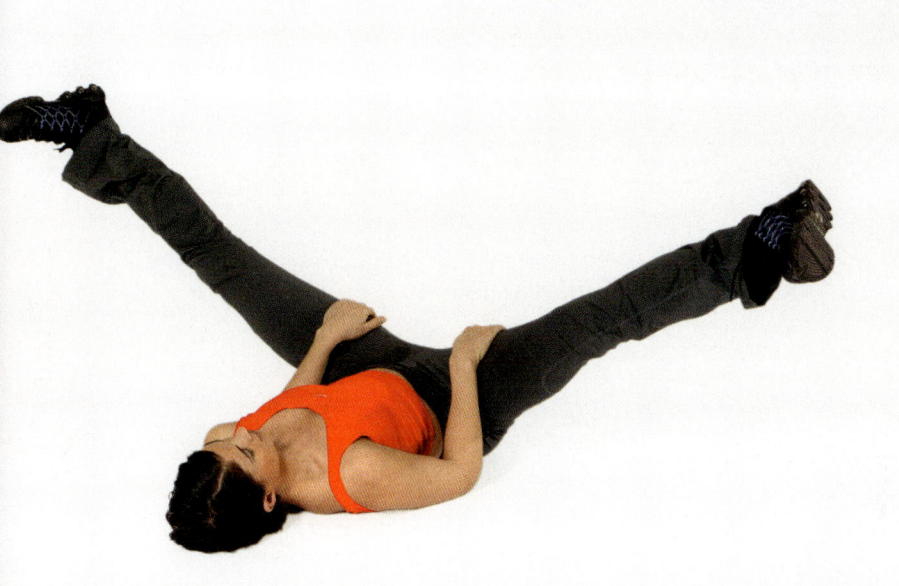

übung 18

AUSGANGSPOSITION: Legen Sie sich in Rückenlage ausgestreckt auf den Boden.

PHASE 1: Heben Sie die Beine gestreckt so weit an, dass sie senkrecht nach oben zeigen. Spreizen Sie die Beine in gestreckter Haltung so weit wie möglich seitlich nach außen. Ziehen Sie die Fußspitzen in Richtung Knie. Fassen Sie mit den Händen in der ungefähren Oberschenkel-Mitte an die Bein-Innenseiten und drücken Sie die Beine weiter nach außen. **Achtung:** Gesäß und Schultern bleiben auf dem Boden! Halten Sie die Spannung 20 bis 30 Sekunden.

PHASE 2: Lösen Sie die Spannung und führen Sie die Beine zurück in die Senkrechte.

ÜBUNGSUMFANG: Wiederholen Sie die Übung 3- bis 5-mal.

37

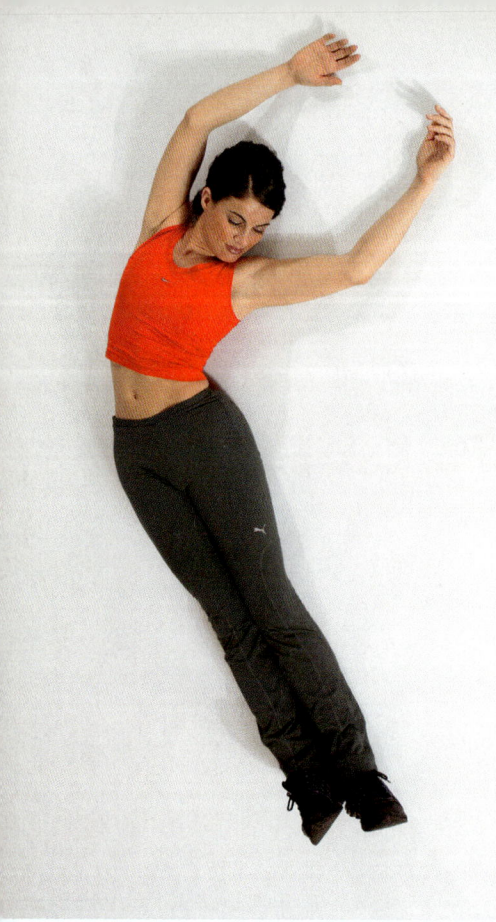

übung 19

AUSGANGSPOSITION: Legen Sie sich in Rückenlage flach auf den Boden. Strecken Sie die Arme in gerader Linie über den Kopf.

PHASE 1: Bilden Sie eine «Mondsichel», das heißt: Ziehen Sie beide Arme und Beine seitlich entlang des Bodens so weit wie möglich zu einer Seite. **Achtung:** Schultern und Becken bleiben am Boden! Halten Sie die Spannung etwa 10 Sekunden.

PHASE 2: Lösen Sie die Spannung.

ÜBUNGSUMFANG: Wiederholen Sie die Übung 3- bis 5-mal. Danach folgen 3 bis 5 Wiederholungen zur anderen Seite.

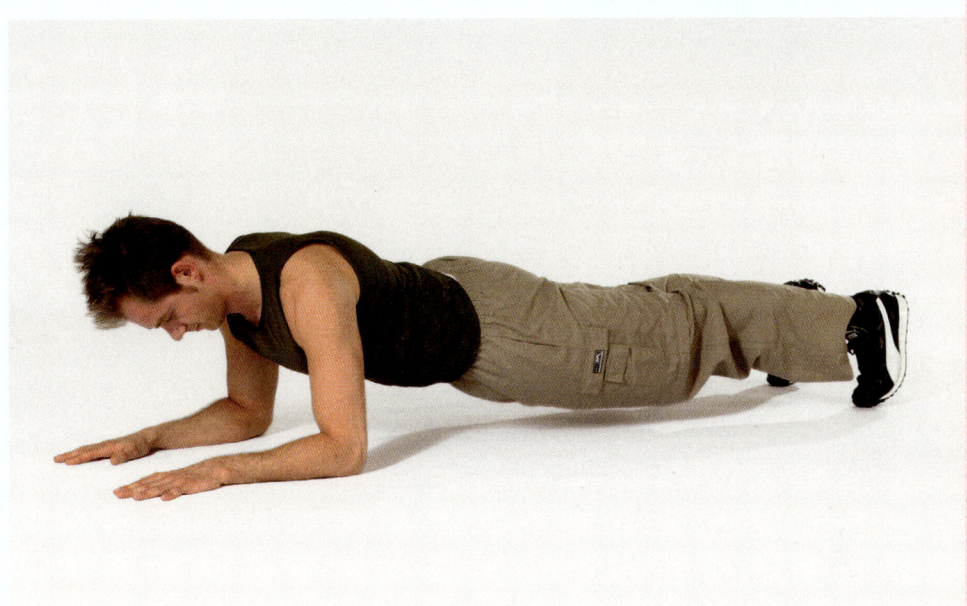

übung 20

AUSGANGSPOSITION: Legen Sie sich in Bauchlage flach auf den Boden. Stützen Sie den Oberkörper auf Ihren angewinkelten Unterarmen ab. **Achtung:** Positionieren Sie die Ellenbogen genau unter den Schultern!

PHASE 1: Drücken Sie den Oberkörper und die Beine hoch, bis das Gewicht nur noch von den Unterarmen und den Fußspitzen gehalten wird. Ziehen Sie die Schultern in Richtung Becken und halten Sie die Knie gestreckt. Schieben Sie die Fersen nach hinten vom Körper weg. **Zur Kontrolle:** Heben Sie den Oberkörper nur so weit an, dass Gesäß und Brustwirbelsäule eine gerade Linie bilden. Stellen Sie sich ein Brett vor, das auf dem angehobenen Körper liegt. Halten Sie die Spannung etwa 10 Sekunden.

PHASE 2: Lösen Sie die Spannung.

ÜBUNGSUMFANG: Wiederholen Sie die Übung 3- bis 5-mal.

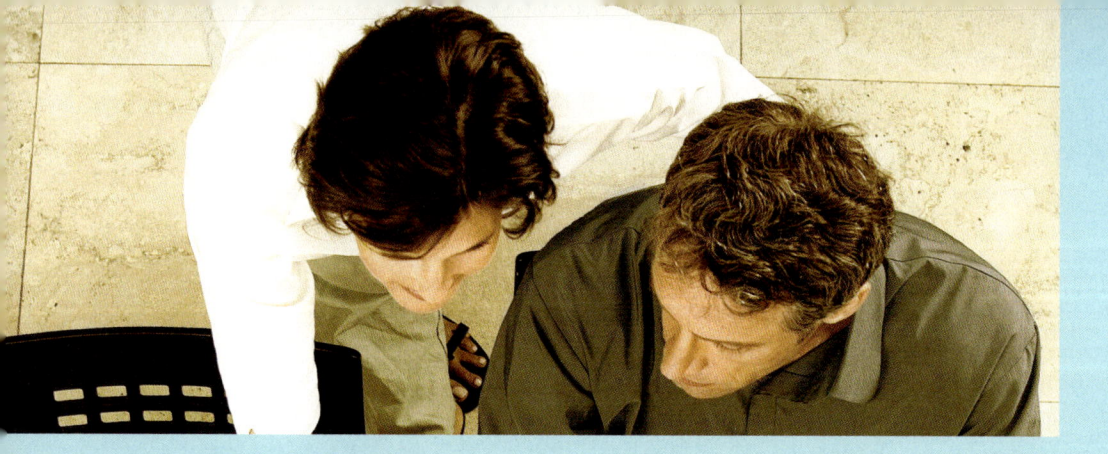

Am Arbeitsplatz

Der tägliche Angriff auf den Rücken

Jeder Job ist voller Risiken für den Rücken

«Mit Arbeit kann man sich den ganzen Tag verderben», heißt es. Zu Recht, denn kaum eine andere Lebenssituation birgt so viele Risiken für den Rücken in sich – und darüber hinaus für den gesamten Haltungsapparat – wie das berufliche Umfeld. Kein Beruf ist völlig frei von Rücken-Risiken. Viele Menschen denken bei «beruflich bedingten Rückenschmerzen» zuerst an langes Sitzen, sei es am Schreibtisch oder vor dem Computer. Doch das ist nur ein Teil der Wahrheit. Man kann falsch stehen, falsch heben, sich falsch bücken, falsch tragen, ja sogar die Zeitkarte falsch in die Stempeluhr stecken – anatomisch gesehen. Weil der Beruf die Aufmerksamkeit auf so viele andere Dinge lenkt, neigt man dazu, die Belange seines Körpers zu vergessen. Die folgenden Übungen können Sie von Rückenproblemen befreien, die sich aus Ihrer beruflichen Tätigkeit ergeben. Allerdings müssen Sie auch daran denken, sie zu machen. Das ist nicht einfach in einer Situation, die von Ihnen verlangt, sich «voll einzubringen». Oft scheint am Arbeitsplatz nicht genügend Freiraum zu bestehen, um eigene Interessen zu wahren, doch das ist eine Fehleinschätzung. Bedenken Sie: Wenn Sie volle Leistung bringen wollen, müssen Sie voll einsatzfähig sein. Solange ein Teil von Ihnen durch Rückenprobleme im wahrsten Sinn des Wortes lahm gelegt ist, können Sie keinen vollen Einsatz zeigen, wie energisch Sie es auch versuchen.

Wenn Sie sich im beruflichen Umfeld angemessen um Ihre Rückenprobleme kümmern wollen, brauchen Sie dazu Selbstdisziplin und Willensstärke. Ob Sie die Probleme in den Griff bekommen, hängt vor allem davon ab, ob Ihnen im entscheidenden Augenblick der Gedanke durch das Hirn blitzt: «Moment, dafür kenne ich doch eine Übung ...», die sie dann auch machen.

Wenn Sie viel sitzen ...

übung 21

AUSGANGSPOSITION: Setzen Sie sich vor dem Schreibtisch mit geradem Rücken aufrecht auf Ihren Bürostuhl. Die Unterarme liegen im Abstand der Schulterbreite parallel zueinander auf der Tischfläche. Die Daumen weisen zur Decke.

PHASE 1: Schieben Sie das Brustbein nach vorne. Ziehen Sie die Schulterblätter in Richtung Becken. Strecken Sie den Hals. Halten Sie die Spannung 7 bis 10 Sekunden.

Achtung: Halswirbelsäule, Brustwirbelsäule und Lendenwirbelsäule stehen übereinander!

PHASE 2: Lösen Sie die Spannung.

ÜBUNGSUMFANG: Wiederholen Sie die Übung 3- bis 5-mal.

übung 22

AUSGANGSPOSITION: Setzen Sie sich vor dem Schreibtisch mit geradem Rücken aufrecht auf Ihren Bürostuhl. Die Unterarme liegen im Abstand der Schulterbreite parallel zueinander auf der Tischfläche. Drehen Sie die Handteller nach oben, sodass die Daumen nach außen weisen.

PHASE 1: Drücken Sie die Handrücken kräftig gegen die Tischfläche. Halten Sie die Spannung 7 bis 10 Sekunden.

PHASE 2: Lösen Sie die Spannung.

ÜBUNGSUMFANG: Wiederholen Sie die Übung 3- bis 5-mal.

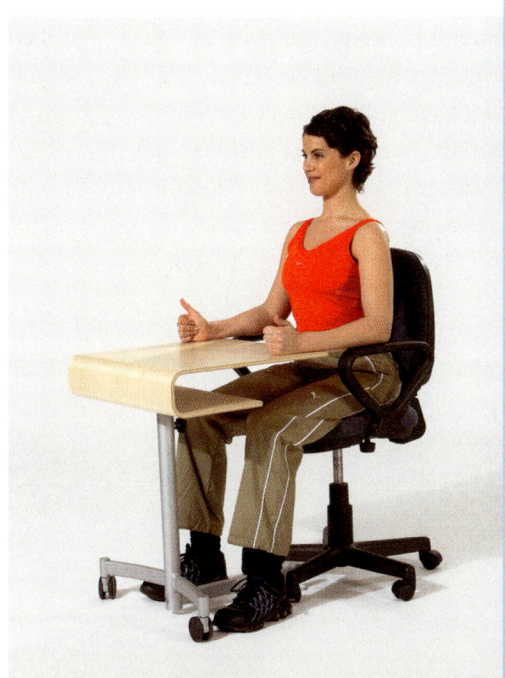

übung 23

Diese unauffällige Übung können Sie während des Telefonierens ausführen.

AUSGANGSPOSITION: Setzen Sie sich vor dem Schreibtisch mit geradem Rücken aufrecht auf Ihren Bürostuhl.

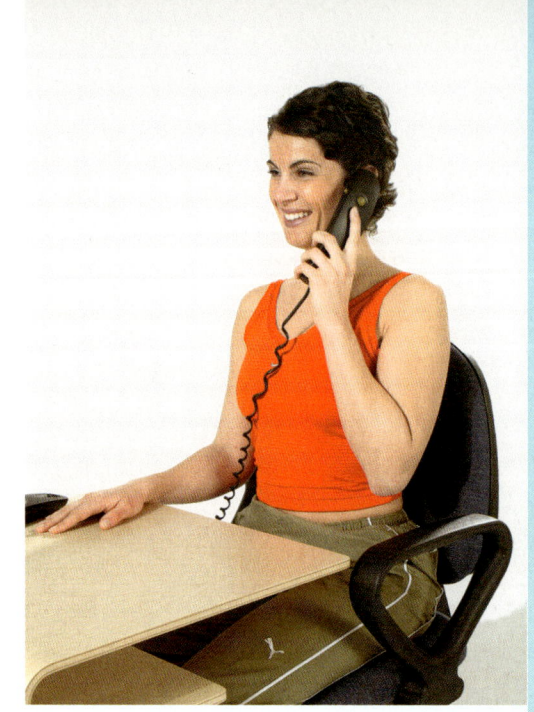

PHASE 1: Schieben Sie den Ellenbogen des Arms, mit dem Sie den Telefonhörer halten, in Richtung Boden. Winkeln Sie den anderen Arm ebenfalls ab und schieben Sie auch diesen Ellenbogen in Richtung Boden. Halten Sie die Spannung 7 bis 10 Sekunden.

PHASE 2: Lösen Sie die Spannung.

ÜBUNGSUMFANG: Wiederholen Sie die Übung 3- bis 5-mal.

Übrigens: Diese Übung wirkt auch gegen die Hauptsünde der täglichen Schreibtischarbeit: das freihändige Telefonieren mit eingeklemmtem Hörer. Diese Unart sollten Sie sich so schnell wie möglich abgewöhnen, wenn Ihnen Ihr Rücken lieb ist.

übung 24

AUSGANGSPOSITION: Setzen Sie sich mit geradem Rücken aufrecht auf Ihren Bürostuhl. Lassen Sie die Arme hinter der Lehne nach unten hängen.

PHASE 1: Schieben Sie das Brustbein nach vorne. Ziehen Sie die Schulterblätter nach unten. Drehen Sie die Fingerspitzen einander zu, legen sie die Hände aufeinander und drehen Sie die Handflächen nach unten. Drücken Sie die Hände in Richtung Boden. Halten Sie die Spannung 7 bis 10 Sekunden.

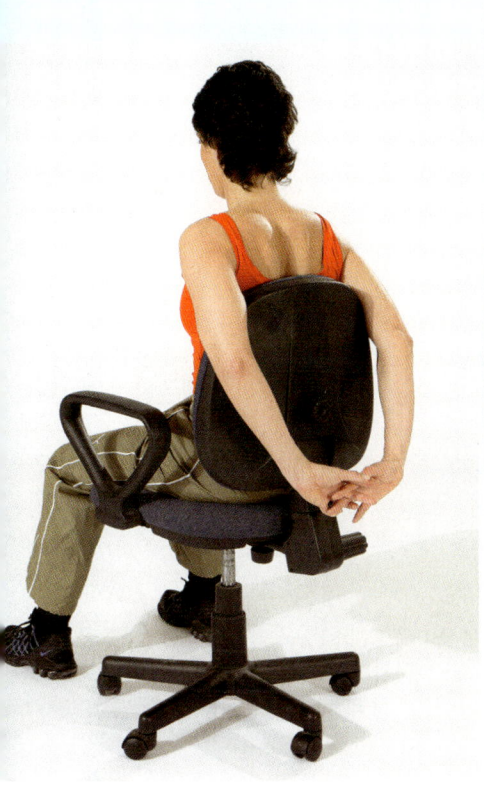

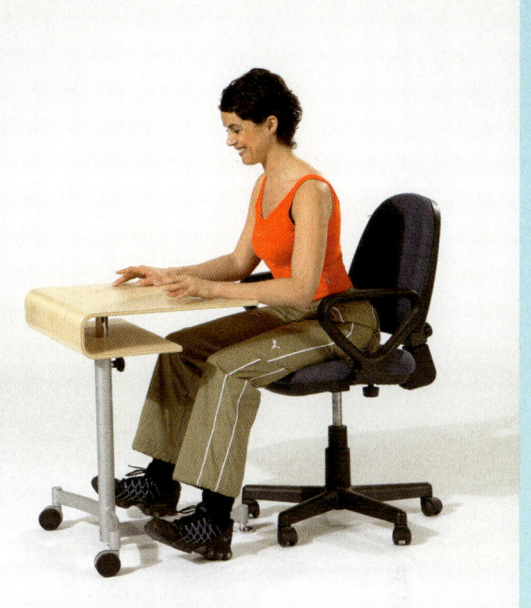

liegen parallel zueinander auf dem Schreibtisch.

PHASE 2: Lösen Sie die Spannung. Die Handflächen bleiben in Kontakt.

ÜBUNGSUMFANG: Wiederholen Sie die Übung 3- bis 5-mal.

übung 25

Bei dieser unauffälligen Übung müssen Sie Ihre Schreibtischarbeiten oder das Tippen am Computer nicht unterbrechen.

AUSGANGSPOSITION: Setzen Sie sich mit geradem Rücken aufrecht auf Ihren Bürostuhl. Die Unterarme

PHASE 1: Spreizen Sie die Beine beidseitig V-förmig ab. Schieben Sie die Knie nach außen, bis sie senkrecht über den Füßen stehen. Ziehen Sie die Fußspitzen nach oben. Neigen Sie den Oberkörper etwa 45 Grad vor. Das Brustbein spannt nach vorne gegen einen gedachten Widerstand. Halten Sie die Spannung 7 bis 10 Sekunden.

PHASE 2: Lösen Sie die Spannung und bewegen Sie den Oberkörper wieder in die Senkrechte.

ÜBUNGSUMFANG: Wiederholen Sie die Übung 3- bis 5-mal.

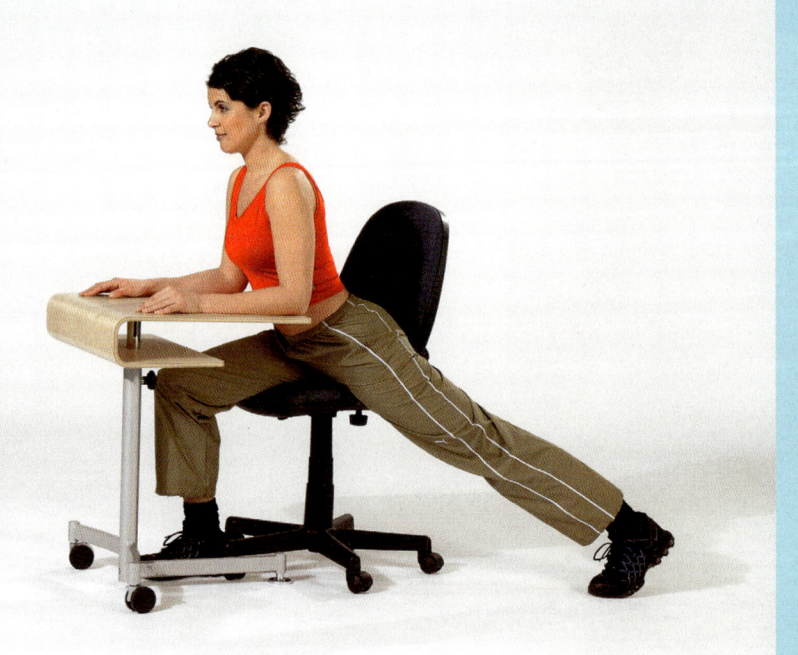

Übung 26

Diese Übung können Sie machen, ohne Ihre Schreibtischarbeiten oder das Tippen am Computer zu unterbrechen. **Achtung:** Die Übung erfordert einen Bürostuhl ohne Armlehnen!

AUSGANGSPOSITION: Setzen Sie sich mit geradem Rücken knapp vor dem Schreibtisch aufrecht auf Ihren Bürostuhl.

PHASE 1: Spreizen Sie ein Bein gestreckt seitlich ab und schieben Sie es neben dem Stuhl so weit wie möglich nach hinten. Stellen Sie den Fuß auf der Fußspitze auf und schieben Sie die Ferse entlang des Bodens nach hinten. Schieben Sie das Brustbein nach vorne, und ziehen Sie die Schultern in Richtung Becken. Spannen Sie den Bauch gegen die Schreibtischkante. Halten Sie die Spannung 20 bis 30 Sekunden.

PHASE 2: Lösen Sie die Spannung und führen Sie das Bein wieder nach vorne.

ÜBUNGSUMFANG: Wiederholen Sie die Übung 3- bis 5-mal. Danach folgen 3 bis 5 Wiederholungen mit dem anderen Bein.

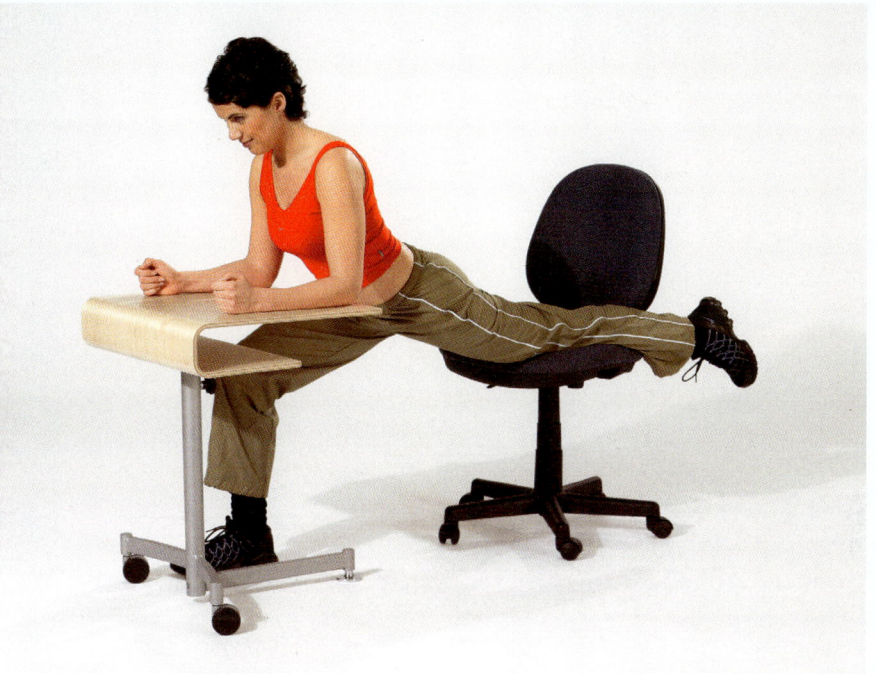

Übung 27

Diese Übung können Sie absolvieren, ohne Ihre Schreibtischarbeiten oder das Tippen am Computer zu unterbrechen.

AUSGANGSPOSITION: Stellen Sie sich vor den Schreibtisch. Positionieren Sie den Bürostuhl (möglichst mit Rollen) so neben sich, dass die Sitzfläche Ihnen zugewandt ist.

PHASE 1: Beugen Sie sich mit geradem Rücken vor und stützen Sie den Oberkörper mit den Unterarmen auf der Tischplatte ab. Strecken Sie das Brustbein nach vorne. Schieben Sie die Schulterblätter in Richtung Becken. Strecken Sie den Hals. Legen Sie das Schienbein auf der Sitzfläche des Bürostuhls ab (Vorsicht: Auf sicheren Halt achten!) und rollen Sie den Stuhl mit dem Bein so weit nach hinten, dass das Becken gestreckt und das Bein abgespreizt ist. Halten Sie die Spannung 20 bis 30 Sekunden.

PHASE 2: Lösen Sie die Spannung.

ÜBUNGSUMFANG: Wiederholen Sie die Übung 3- bis 5-mal. Danach stellen Sie den Bürostuhl auf die andere Seite und wiederholen die Übung 3- bis 5-mal mit dem anderen Bein in seitenverkehrter Position.

Wenn Sie viel stehen …

Übung 28

AUSGANGSPOSITION: Stellen Sie
sich gerade hin.

PHASE 1: Schieben Sie das Brustbein nach vorne. Strecken Sie den
Hals. Ziehen Sie die Schultern nach
unten und halten Sie die Arme
neben dem Körper nach unten
gestreckt. Bilden Sie mit beiden
Händen Fäuste und ziehen Sie
diese nach unten. Halten Sie die
Spannung 7 bis 10 Sekunden.

PHASE 2: Lösen Sie die Spannung.

ÜBUNGSUMFANG: Wiederholen
Sie die Übung 3- bis 5-mal.

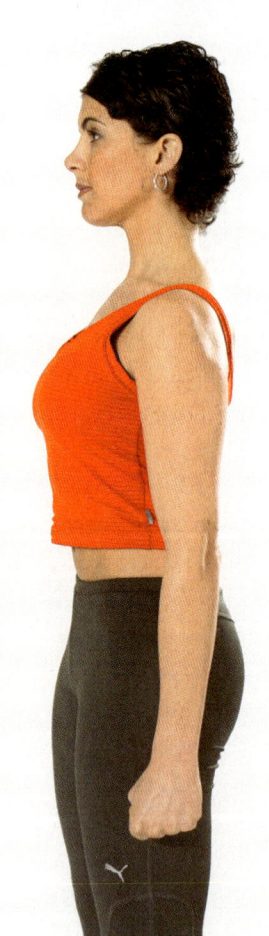

Übung 29

AUSGANGSPOSITION: Stellen Sie sich gerade hin.

PHASE 1: Führen Sie die gestreckten Arme hinter den Rücken. Wenden Sie die Handteller nach oben und legen Sie die Hände übereinander. Ziehen Sie die Hände vom Körper weg nach hinten, ohne ihren Kontakt zu lösen. Achtung: Bleiben Sie gerade stehen!

Achtung: Halswirbelsäule, Brustwirbelsäule und Lendenwirbelsäule stehen übereinander.

Halten Sie die Spannung 7 bis 10 Sekunden.

PHASE 2: Lösen Sie die Spannung.

ÜBUNGSUMFANG: Wiederholen Sie die Übung 3- bis 5-mal.

Übung 30

AUSGANGSPOSITION: Stellen Sie sich gerade hin.

PHASE 1: Führen Sie die leicht gebeugten Arme hinter den Rücken. Legen Sie je eine Handfläche auf eine Gesäßbacke. Spannen Sie das Gesäß gegen den Widerstand der Hände. Strecken Sie den Hals. Achtung: Der Rücken muss gerade bleiben! Halten Sie die Spannung 7 bis 10 Sekunden.

PHASE 2: Lösen Sie die Spannung.

ÜBUNGSUMFANG: Wiederholen Sie die Übung 3- bis 5-mal.

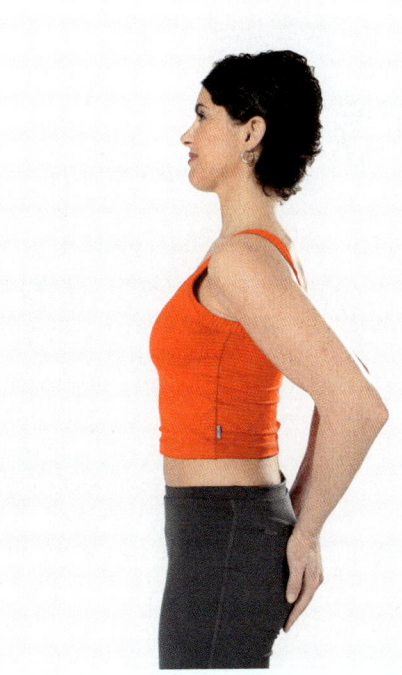

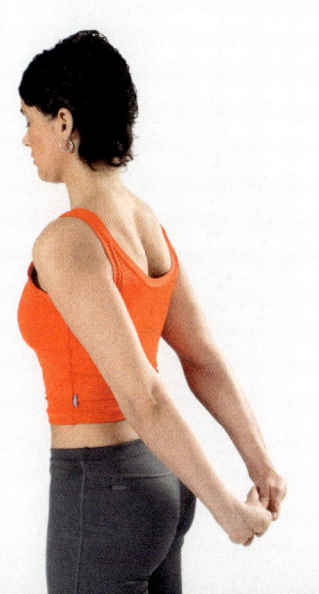

Übung 31

Diese Übung absolvieren Sie vor einer Arbeitsfläche in Bauchhöhe (zum Beispiel Tisch oder Theke).

AUSGANGSPOSITION: Stellen Sie sich vor der Arbeitsfläche auf und gehen Sie mit dem rechten Bein in Schrittstellung. Mit den Händen stützen Sie sich an der Kante der Arbeitsfläche ab.

PHASE 1: Schieben Sie das Knie des rechten Beins über den Fuß nach vorne. Das hintere Bein bleibt gestreckt. Beide Füße bleiben vollständig mit dem Boden in Kontakt. **Achtung:** Fersen nicht anheben! Spannen Sie das Brustbein nach vorne und drücken Sie mit den Handflächen fest gegen den Tisch. Halten Sie die Spannung 7 bis 10 Sekunden.

PHASE 2: Lösen Sie die Spannung.

ÜBUNGSUMFANG: Wiederholen Sie die Übung 3- bis 5-mal. Danach wechseln Sie die Beinstellung und machen weitere 3 bis 5 Wiederholungen.

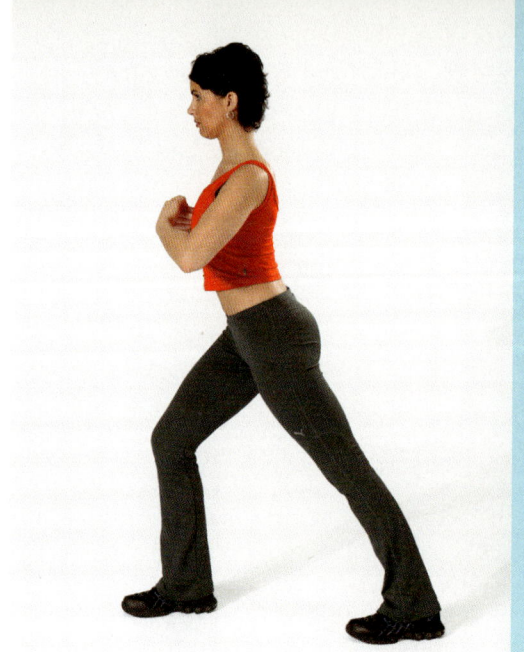

Übung 32

AUSGANGSPOSITION: Gehen Sie in Schrittstellung und berühren Sie mit den Fingern beider Hände die Mitte des Brustbeins.

PHASE 1: Spannen Sie das Brustbein gegen den Widerstand der Fingerspitzen. Drücken Sie die Ferse des hinteren Beins in den Boden. Halten Sie die Spannung 7 bis 10 Sekunden.

PHASE 2: Lösen Sie die Spannung.

ÜBUNGSUMFANG: Wiederholen Sie die Übung 3- bis 5-mal. Danach wechseln Sie die Beinstellung und machen weitere 3 bis 5 Wiederholungen.

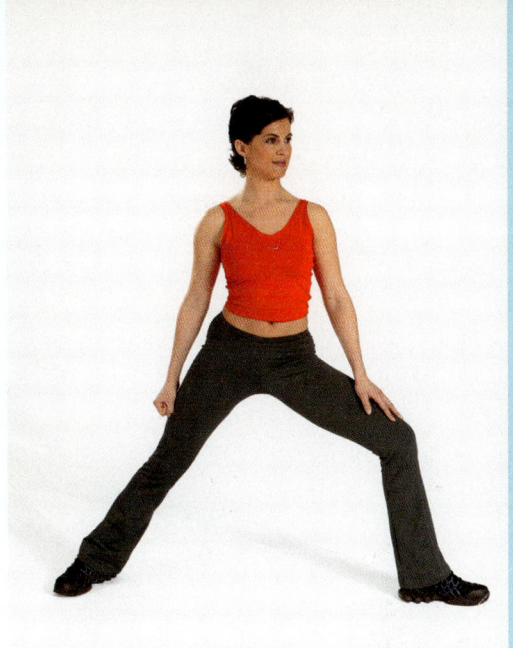

Übung 33

AUSGANGSPOSITION: Diese Übung absolvieren Sie vor einer Arbeitsfläche in Bauchhöhe (zum Beispiel Tisch, Theke, Fensterbank).

PHASE 1: Legen Sie die Fingerspitzen an die Ihnen zugewandte Kante der Arbeitsfläche. Schieben Sie das Brustbein nach vorne und die Ellenbogen in Richtung Boden. Halten Sie die Spannung 7 bis 10 Sekunden.

PHASE 2: Lösen Sie die Spannung.

ÜBUNGSUMFANG: Wiederholen Sie die Übung 3- bis 5-mal.

Übung 34

AUSGANGSPOSITION: Stellen Sie sich gerade hin.

PHASE 1: Spreizen Sie das linke Bein seitlich ab und stellen Sie den linken Fuß rechtwinklig zum anderen auf. Halten Sie das rechte Bein gestreckt und schieben Sie das Knie des linken Beins über den linken Fuß. Schieben Sie die linke Schulter in Richtung Boden. Halten Sie die Spannung 7 bis 10 Sekunden.

PHASE 2: Lösen Sie die Spannung.

ÜBUNGSUMFANG: Wiederholen Sie die Übung 3- bis 5-mal. Danach wechseln Sie die Beinstellung und machen weitere 3 bis 5 Wiederholungen.

Wenn Sie viel heben …

Übung 35

Diese Übung hilft Ihnen dabei, richtiges Bücken zu lernen. Sie dient auch als Vorbereitung für Übung 36.

AUSGANGSPOSITION: Gehen Sie mit dem rechten Bein in Schrittstellung.

PHASE 1: Schieben Sie das Knie des rechten Beins so weit nach vorne, dass sich die Kniemitte möglichst genau über dem vierten und fünften Zeh befindet. Achtung: Zur besseren Kontrolle können Sie einen Stab oder einen Besenstiel verwenden, mit dem Sie vom Knie aus das Lot (eine gedachte senkrechte Linie) nach unten fällen. Halten Sie die Spannung 7 bis 10 Sekunden.

PHASE 2: Lösen Sie die Spannung.

ÜBUNGSUMFANG: Wiederholen Sie die Übung 3- bis 5-mal. Danach wechseln Sie die Beinstellung und machen weitere 3 bis 5 Wiederholungen.

Übrigens:
Die Knieposition, die Sie sich bei dieser Übung erarbeiten, sollten Sie später bei tieferem Bücken einhalten. Das hilft Ihnen dabei, während des Bückens den Rücken gerade zu halten. Ein Tipp: Beugen Sie beim Bücken die Knie immer mit. Nie mit gestreckten Beinen bücken!

Übung 36

AUSGANGSPOSITION: Stellen Sie sich gerade hin.

PHASE 1: Schieben Sie beide Knie so weit nach vorne, dass sich die Kniemitten jeweils möglichst genau über dem vierten und fünften Zeh befinden. Neigen Sie den Oberkörper nach vorne. Achtung: Die Neigung kommt aus der Hüfte, nicht aus dem Rücken! Stützen Sie sich mit beiden Händen auf den Oberschenkeln ab. Machen Sie in einem bewussten Vorgang den Rücken gerade. Spannen Sie das Brustbein nach vorne. Halten Sie die Spannung 7 bis 10 Sekunden.

PHASE 2: Lösen Sie die Spannung.

ÜBUNGSUMFANG: Wiederholen Sie die Übung 3- bis 5-mal.

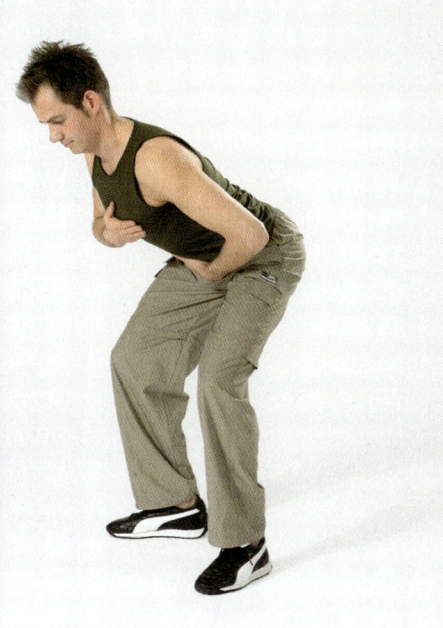

Übung 37

Diese Übung ist gleichzeitig eine Haltungsschulung für richtiges Heben schwerer Lasten! Sie benötigen dazu einen gefüllten Getränkekasten oder einen anderen Gegenstand in etwa dieser Größe.

AUSGANGSPOSITION: Stellen Sie sich breitbeinig vor die Last. Wenn die Größe der Last es zulässt, sollte sie sich zwischen den Beinen befinden.

PHASE 1: Beugen Sie beide Knie. Stützen Sie sich mit beiden Händen auf den Griffen der Last ab. Halten Sie den Rücken gerade, und neigen Sie den Oberkörper nach vorne. **Achtung:** Die Neigung kommt aus der Hüfte, nicht aus dem Rücken! Lassen Sie das Gesäß etwas absinken. Wenn Sie die richtige Position erreicht haben, müsste ein Lot (eine gedachte, senkrechte Linie) von der Gesäßmitte etwas hinter den Fersen auf dem Boden auftreffen. Heben Sie die Last jetzt mit ganz leicht gestreckten Armen an und holen Sie sie an die Unterschenkel heran. Während des weiteren Hebens strecken Sie die Knie und dann die Hüfte. **Achtung:** Während der gesamten Zeit den Rücken gerade halten!

PHASE 2: Schieben Sie das Gesäß nach hinten. Beugen Sie die Knie.

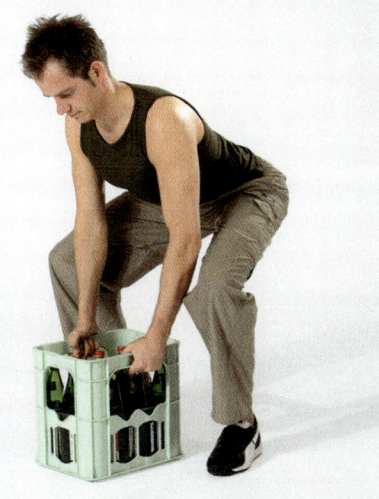

Neigen Sie den Oberkörper leicht nach vorne. Führen Sie die Last nach unten und stellen Sie sie ab. **Achtung:** Während der gesamten Bewegung den Rücken gerade halten!

ÜBUNGSUMFANG: Wiederholen Sie die Übung 3- bis 5-mal.

Übrigens: Mit dieser Übung haben Sie etwas Grundsätzliches über richtiges Heben gelernt: Um schwere Lasten aufzunehmen, sollten Sie immer für eine große Unterstützungsfläche sorgen. Das erreichen Sie vor allem durch den breitbeinigen Stand und das gemeinsame Beugen **beider** Knie.

Übung 38

AUSGANGSPOSITION: Stellen Sie sich eine Fußlänge entfernt vor einen Stuhl. Gehen Sie mit dem rechten Bein in Schrittstellung.

PHASE 1: Schieben Sie das rechte Knie über den Fuß nach vorne. Das linke Bein ist gestreckt. Die Fersen beider Füße bleiben auf dem Boden. Neigen Sie den Oberkörper nach vorne. Stützen Sie sich mit beiden Händen auf der Fläche ab und strecken Sie die Arme. Drücken Sie mit der linken Ferse bewusst in den Boden. Halten Sie den Rücken gerade. Die Schultern ziehen in Richtung

Gesäß. Halten Sie die Spannung 20 bis 30 Sekunden.

PHASE 2: Lösen Sie die Spannung und richten Sie sich wieder auf.

ÜBUNGSUMFANG: Wiederholen Sie die Übung 3- bis 5-mal. Danach wechseln Sie die Beinstellung und machen weitere 3 bis 5 Wiederholungen.

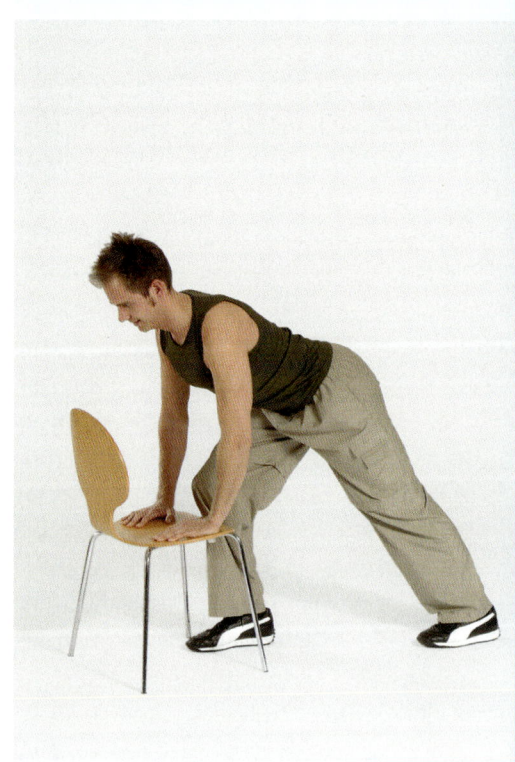

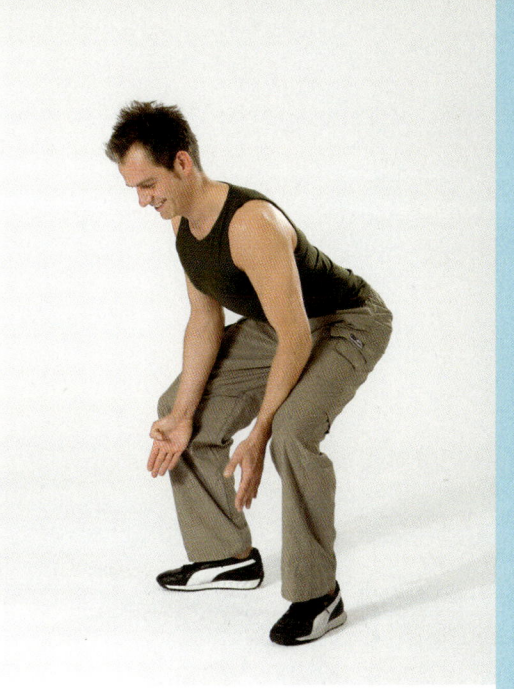

Übung 39

AUSGANGSPOSITION: Gehen Sie vor einer Fläche in Sitzhöhe in Schrittstellung.

PHASE 1: Wie in Übung 38 schieben Sie das vordere Bein über den Fuß nach vorne. Das hintere Bein ist gestreckt. Die Fersen beider Füße bleiben auf dem Boden. Stützen Sie sich mit beiden Händen auf der Fläche ab und strecken Sie die Arme. Halten Sie den Rücken gerade. Die Schultern ziehen in Richtung Gesäß. Stemmen Sie jetzt zusätzlich die Hände fest gegen die Fläche. Halten Sie die Spannung 20 bis 30 Sekunden.

PHASE 2: Lösen Sie die Spannung und richten Sie sich wieder auf.

ÜBUNGSUMFANG: Wiederholen Sie die Übung 3- bis 5-mal. Danach wechseln Sie die Beinstellung und machen weitere 3 bis 5 Wiederholungen.

Übung 40

AUSGANGSPOSITION: Gehen Sie in eine tiefe Hocke und achten Sie darauf, dass die Fersen sich nicht vom Boden lösen.

PHASE 1: Nehmen Sie die Arme zwischen die Beine und drücken Sie sie gegen die Oberschenkel-Innenseiten. Das Brustbein spannt nach vorne. Die Schulterblätter spannen in Richtung Gesäß. Der Rücken ist gerade. Halten Sie die Spannung 7 bis 10 Sekunden.

PHASE 2: Lösen Sie die Spannung.

ÜBUNGSUMFANG: Wiederholen Sie die Übung 3- bis 5-mal.

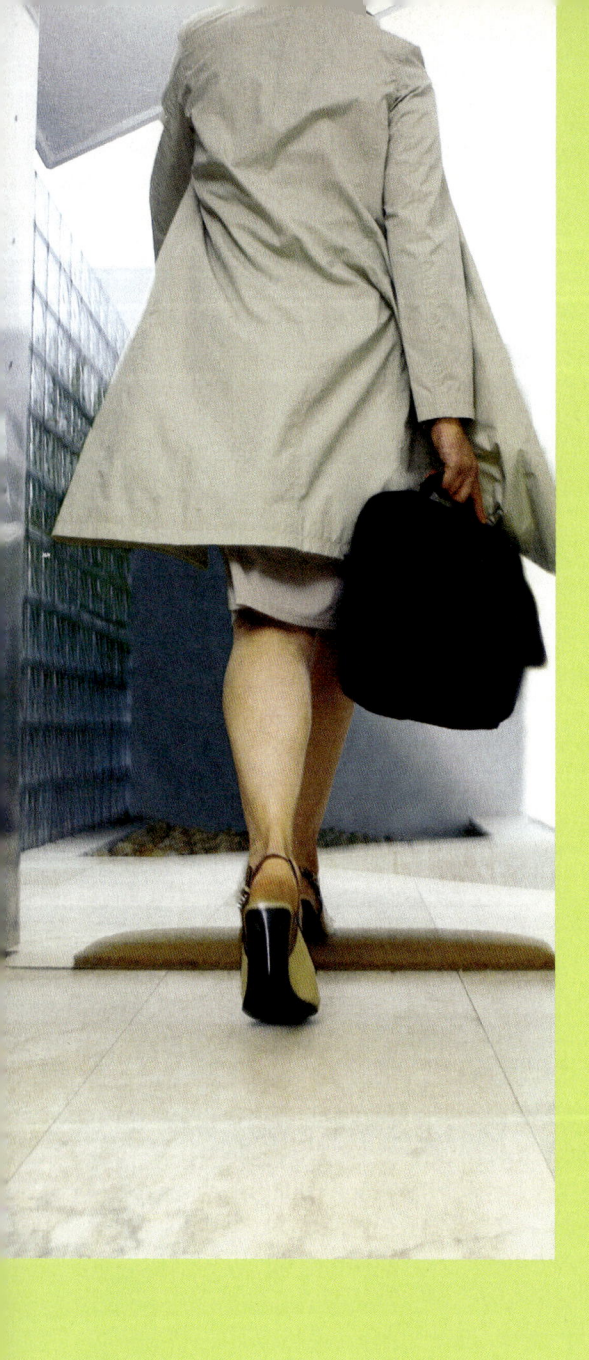

Unterwegs

Schneller, als der Rücken erlaubt

Reisen stresst Ihren Rücken

«Fremd sind Fremde nur in der Fremde», wusste schon der geniale Karl Valentin und nahm damit viele Probleme unserer Zeit vorweg. Geradezu prophetisch berührt dieser verblüffende Satz eines der Hauptprobleme unserer modernen Welt: die Entfremdung vom eigenen Körper. Der Spruch hat auch eine physiologische Nebenbedeutung, an die der Komiker wohl nicht gedacht hat: Entfernen wir uns von unserer vertrauten Umgebung, sind wir fremden Einflüssen ausgesetzt, auf die wir nicht immer angemessen mit den üblichen Maßnahmen reagieren können. Besonders auf dem Weg zu entfernten Zielen sind wir stark eingeschränkt. Eine Reise, wie komfortabel und fortschrittlich sie auch ablaufen mag, bedeutet für unseren Körper eine Ausnahmesituation.

Im Grunde hat sich seit den Anfängen des Reisens nicht viel geändert. Man muss nicht wochenlang mit einer Postkutsche durch die Lande holpern, um seinen Rücken zu foltern, oft genügt schon eine vierstündige Autofahrt oder ein halber Tag im Flugzeug. Auf Reisen ordnen wir uns Systemen unter, deren Hauptaufgabe die möglichst sichere und rasche Ortsveränderung ist. Für die Verkehrsmittelhersteller wäre das an sich kein Problem – wenn in den Autos, Zügen oder Flugzeugen nicht auch noch Menschen mitreisen würden.

In den letzten Jahrzehnten sind die Verkehrsmittel komfortabler und gesünder geworden. Mit hohem finanziellem Aufwand werden immer bequemere und rückenfreundlichere Sitze entwickelt. Doch das eigentliche Problem lässt sich auf diese Weise nicht beseitigen: Der Mensch ist für die Fortbewegung zu Fuß gebaut, alles andere läuft seinem Konstruktionsprinzip zuwider. Wollen wir schneller reisen, als unsere Beine erlauben, und trotzdem mit gesundem Rücken ankommen, müssen wir Gegenmaßnahmen ergreifen.

Im Auto

Wichtiger Sicherheitshinweis:
*Übungen im Auto darf der Fahrer
nur machen, wenn der Wagen geparkt
und die Handbremse angezogen
ist.*
Sowohl für die Übungen als auch
fürs Fahren ist ein Lordose-Auto-
kissen dringend zu empfehlen. Diese
nützliche Sitzhilfe wird an den oft
anatomisch ungünstigen Autosit-
zen angebracht und hilft Ihnen dabei, auch während der Fahrt eine
aufrechte Sitzhaltung zu bewahren.
Noch eine Bemerkung zur Sitzhaltung: Gewöhnen Sie sich an, die
Rückenlehne nicht zu stark nach
hinten geneigt einzustellen. Sie
sollte am besten senkrecht oder
nur ganz leicht geneigt sein.

Übung 41

Diese Übung ist für den Fahrer
geeignet.

AUSGANGSPOSITION: Rutschen
Sie auf dem Sitz ganz nach hinten
und lehnen Sie sich an. Umfassen
Sie das Lenkrad beidseitig auf mitt-
lerer Höhe.

PHASE 1: Stemmen Sie beide
Hände gegen das Lenkrad. Schieben
Sie den Rücken gegen die Lehne.
Strecken Sie den Hals. Halten Sie die
Spannung 7 bis 10 Sekunden.

PHASE 2: Lösen Sie die Spannung.

ÜBUNGSUMFANG: Wiederholen
Sie die Übung 3- bis 5-mal.

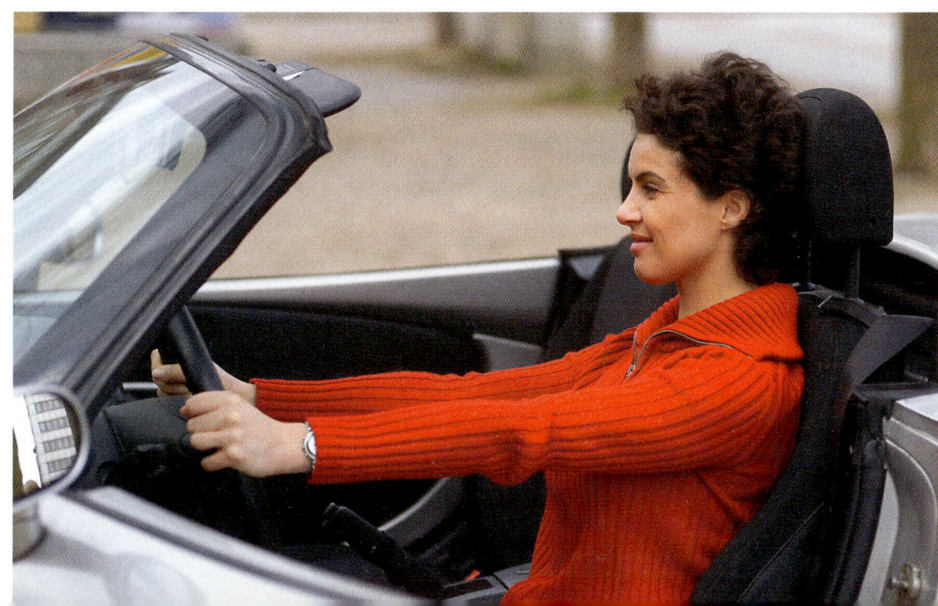

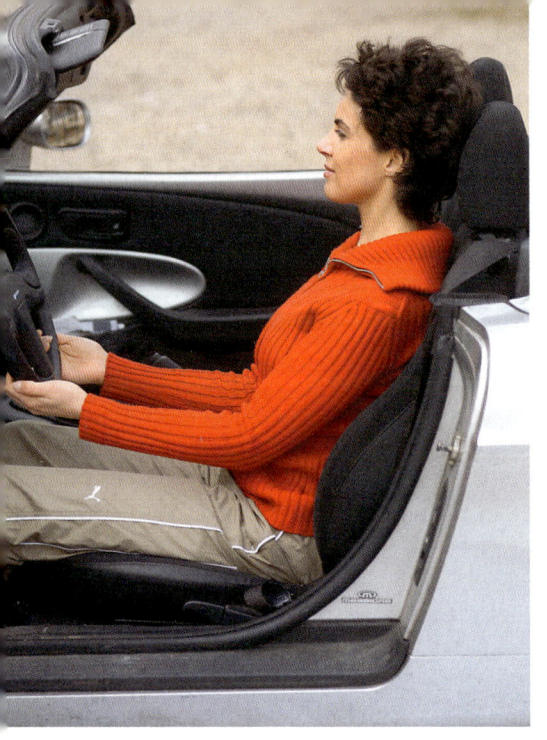

Übung 42

Diese Übung ist für den Fahrer geeignet.

AUSGANGSPOSITION: Rutschen Sie auf dem Sitz ganz nach hinten und lehnen Sie sich an. Umfassen Sie das Lenkrad beidseitig im unteren Bereich.

PHASE 1: Ziehen Sie die Arme nach hinten, so, als wollten Sie das Lenkrad zu sich heranziehen. Schieben Sie das Brustbein nach vorne. Halten Sie die Spannung 7 bis 10 Sekunden.

PHASE 2: Lösen Sie die Spannung.

ÜBUNGSUMFANG: Wiederholen Sie die Übung 3- bis 5-mal.

Übung 43

AUSGANGSPOSITION: Rutschen Sie auf dem Sitz ganz nach hinten und lehnen Sie sich an. Strecken Sie die Arme nach oben und legen Sie die Hände auf dem Autohimmel auf. Drehen Sie die Fingerspitzen nach hinten.

PHASE 1: Stemmen Sie die Hände nach oben gegen den Himmel. Ziehen Sie die Schultern nach unten. Strecken Sie den Hals. Halten Sie die Spannung 7 bis 10 Sekunden.

PHASE 2: Lösen Sie die Spannung.

ÜBUNGSUMFANG: Wiederholen Sie die Übung 3- bis 5-mal.

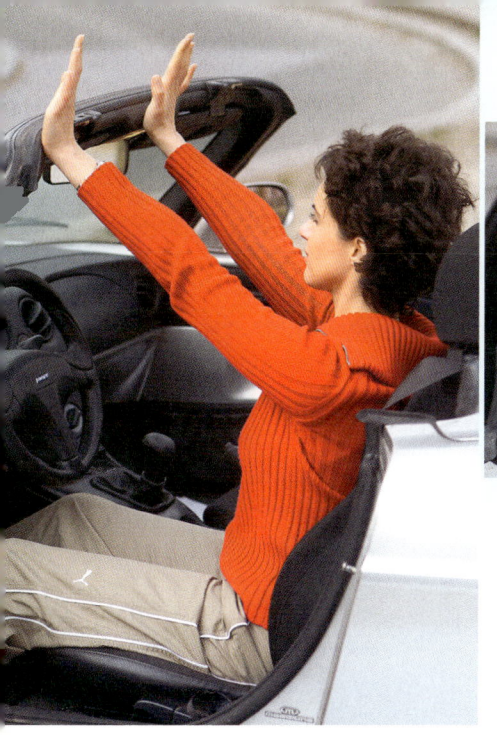

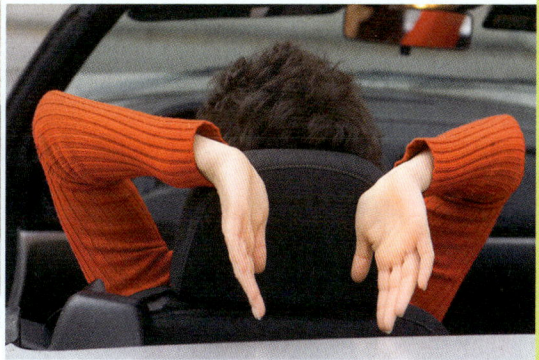

Übung 45

AUSGANGSPOSITION: Setzen Sie sich gerade hin.

PHASE 1: Greifen Sie mit den Händen beidseitig an der Kopfstütze vorbei nach hinten an die Sitzrückseite. Berühren Sie die Rückseite der Lehne mit den Handkanten auf der Seite des Daumens. Ziehen Sie die Hände entlang der Sitzrückseite nach unten. Spannen Sie die Ellenbogen nach hinten. Ziehen Sie die Schultern in Richtung Becken. Halten Sie die Spannung 20 bis 30 Sekunden.

PHASE 2: Lösen Sie die Spannung.

ÜBUNGSUMFANG: Wiederholen Sie die Übung 3- bis 5-mal.

Übung 44

AUSGANGSPOSITION: Setzen Sie sich gerade hin.

PHASE 1: Legen Sie die Hände im Abstand der Schultern vorne an den Autohimmel, etwa am oberen Rand der Windschutzscheibe. Drehen Sie die Fingerspitzen nach hinten. Stemmen Sie die Handballen nach oben gegen den Autohimmel. Ziehen Sie die Schulterblätter nach unten in Richtung Gesäß. Strecken Sie den Hals. Halten Sie die Spannung 7 bis 10 Sekunden.

PHASE 2: Lösen Sie die Spannung.

ÜBUNGSUMFANG: Wiederholen Sie die Übung 3- bis 5-mal.

Übung 46

AUSGANGSPOSITION: Setzen Sie sich gerade hin.

PHASE 1: Greifen Sie mit den Händen an die Knie-Außenseiten. Drücken Sie die Knie nach außen gegen den Widerstand der Hände. Ziehen Sie die Schulterblätter nach unten in Richtung Gesäß. Achtung: Während der Anspannung soll keine sichtbare Bewegung stattfinden! Halten Sie die Spannung 7 bis 10 Sekunden.

PHASE 2: Lösen Sie die Spannung.

ÜBUNGSUMFANG: Wiederholen Sie die Übung 3- bis 5-mal.

Übung 47

AUSGANGSPOSITION: Setzen Sie sich gerade hin.

PHASE 1: Legen Sie die Handflächen gegen die Knie-Innenseiten. Drücken Sie die Knie nach innen gegen den Widerstand der Hände. Ziehen Sie die Schulterblätter nach unten in Richtung Gesäß. Achtung: Während der Anspannung soll keine sichtbare Bewegung stattfinden! Halten Sie die Spannung 7 bis 10 Sekunden.

PHASE 2: Lösen Sie die Spannung.

ÜBUNGSUMFANG: Wiederholen Sie die Übung 3- bis 5-mal.

In Zug, U-Bahn und Bus

Übung 48

Für diese Übung benötigen Sie einen
Sitzplatz.

AUSGANGSPOSITION: Setzen Sie
sich gerade hin.

PHASE 1: Stützen Sie die Hände
neben dem Gesäß auf die Sitzfläche.
Die Ellenbogen sind leicht gebeugt.
Drücken Sie die Hände nach unten
in den Sitz. Schieben Sie das Brustbein nach vorn. Halten Sie die Spannung 7 bis 10 Sekunden.

PHASE 2: Lösen Sie die Spannung.

ÜBUNGSUMFANG: Wiederholen
Sie die Übung 3- bis 5-mal.

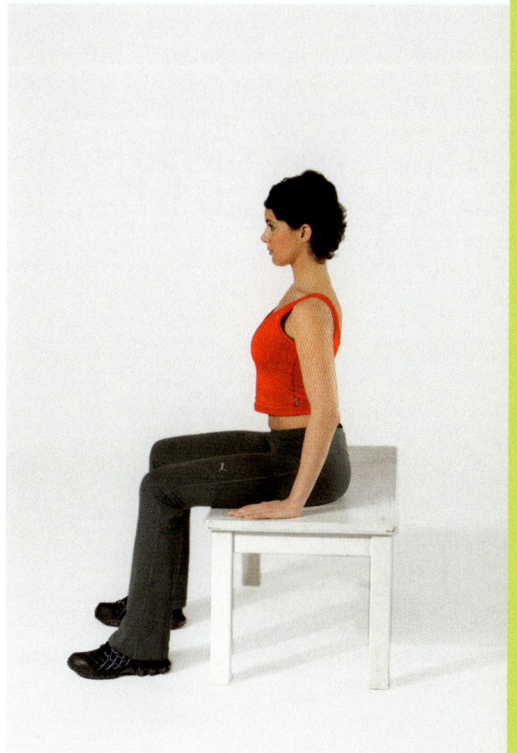

Übung 49

Für diese Übung benötigen Sie einen Sitzplatz mit Beinfreiheit unter dem Sitz.

AUSGANGSPOSITION: Setzen Sie sich gerade hin.

PHASE 1: Schieben Sie den rechten Fuß nach hinten unter die Sitzfläche, bis er nur noch auf den Zehenspitzen steht. Schieben Sie die rechte Ferse in Richtung Boden und das Brustbein nach vorne. Halten Sie die Spannung 7 bis 10 Sekunden.

PHASE 2: Lösen Sie die Spannung und heben Sie die Ferse wieder an.

ÜBUNGSUMFANG: Wiederholen Sie die Übung 3- bis 5-mal. Danach folgen 3 bis 5 Wiederholungen mit dem anderen Bein.

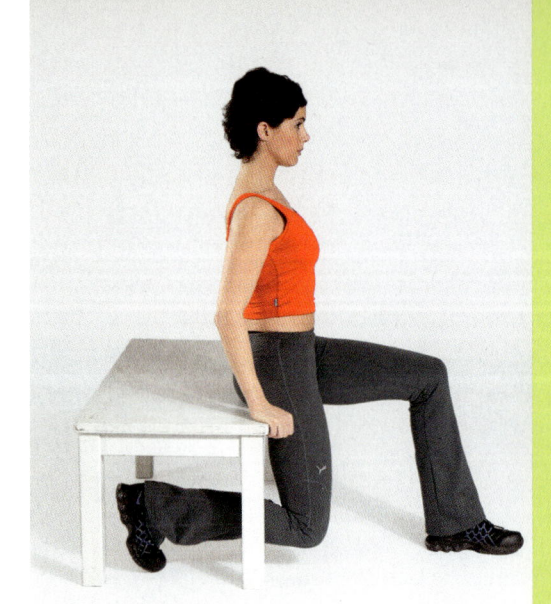

Übung 50

Für diese Übung benötigen Sie einen Sitzplatz.

AUSGANGSPOSITION: Setzen Sie sich gerade hin.

PHASE 1: Drehen Sie die Füße weit nach außen. Ziehen Sie die Fußspitzen nach oben. Schieben Sie das Brustbein nach vorn. Halten Sie die Spannung 7 bis 10 Sekunden.

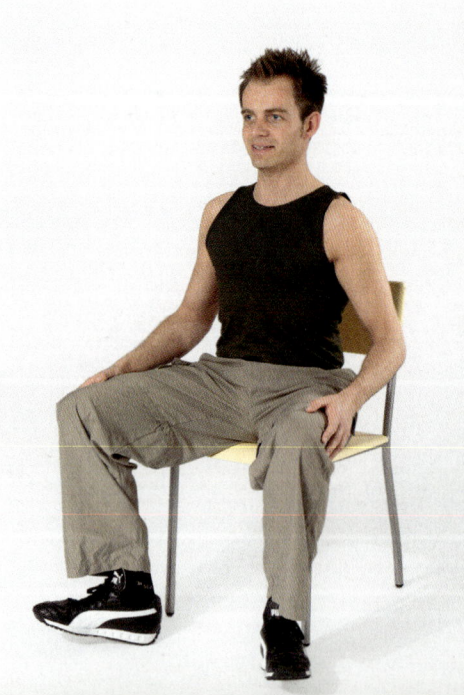

64

PHASE 2: Lösen Sie die Spannung und führen Sie die Füße wieder in ihre parallele Ausgangsstellung zurück.

ÜBUNGSUMFANG: Wiederholen Sie die Übung 3- bis 5-mal.

Übung 51

Für diese Übung benötigen Sie einen Sitzplatz.

AUSGANGSPOSITION: Setzen Sie sich gerade hin.

PHASE 1: Führen Sie den rechten Arm nach oben und legen Sie den Unterarm auf den Kopf. Die rechte Handfläche weist nach oben. Der Arm lehnt in voller Länge an der Rückwand. Drücken Sie den Arm nach hinten gegen die Wand. Ziehen Sie die Schulter nach unten in Richtung Gesäß. Schieben Sie das Brustbein nach vorn. Halten Sie die Spannung 7 bis 10 Sekunden.

PHASE 2: Lösen Sie die Spannung.

ÜBUNGSUMFANG: Wiederholen Sie die Übung 3- bis 5-mal. Danach folgen 3 bis 5 Wiederholungen mit dem anderen Arm in seitenverkehrter Position.

Übung 52

AUSGANGSPOSITION: Stellen Sie sich unter eine Halteschlaufe oder eine waagrechte Haltestange und greifen Sie mit einer Hand danach.

PHASE 1: Schieben Sie das Brustbein nach vorn. Ziehen Sie den Ellenbogen in Richtung Boden. Schieben Sie die Schulterblätter nach unten in Richtung Gesäß. Halten Sie die Spannung 7 bis 10 Sekunden.

PHASE 2: Lösen Sie die Spannung.

ÜBUNGSUMFANG: Wiederholen Sie die Übung 3- bis 5-mal. Danach folgen 3 bis 5 Wiederholungen mit dem anderen Arm.

Übung 53

AUSGANGSPOSITION: Lehnen Sie sich stehend mit dem Rücken an eine Wand.

PHASE 1: Schieben Sie die Schultern nach hinten, bis sie an der Wand anliegen. Drehen Sie den Kopf so weit wie möglich zur Seite. Das Kinn beschreibt bei der Drehung eine waagrechte Bahn. Drücken Sie mit den Ellenbogen nach hinten gegen die Wand. Halten Sie die Spannung 20 bis 30 Sekunden.

PHASE 2: Lösen Sie die Spannung.

ÜBUNGSUMFANG: Wiederholen Sie die Übung 3- bis 5-mal. Danach folgen 3 bis 5 Wiederholungen zur anderen Seite.

Übung 54

Diese Übung eignet sich besonders für Zugfahrten. Vor einem Zugfenster (Abteil oder Gang) ist die Übung unauffällig.

AUSGANGSPOSITION: Stellen Sie sich in Schrittstellung mit dem Gesicht zum Fenster auf.

PHASE 1: Legen Sie die Unterarme in Kopfhöhe waagrecht übereinander auf das Fenster. Lehnen Sie den Kopf an die Unterarme. Schieben Sie das Brustbein nach vorne. Drücken Sie mit der Stirn gegen die Unterarme. Halten Sie die Spannung 7 bis 10 Sekunden.

PHASE 2: Lösen Sie die Spannung.

ÜBUNGSUMFANG: Wiederholen Sie die Übung 3- bis 5-mal. Danach folgen 3 bis 5 Wiederholungen in seitenverkehrter Schrittstellung.

Im Flugzeug

Wichtig bei Langstreckenflügen:
Lassen Sie sich ein kleines Kissen als Lordosestütze geben und stopfen Sie es zwischen Lendenwirbelbereich und Lehne. Achten Sie darauf, immer so abgestützt zu sitzen!
Die folgenden Übungen dienen auch als Vorsorge gegen das Thrombose-Risiko bei langen Flügen.

Übung 55

Mit dieser Vor-Übung trainieren Sie das richtige Körpergefühl für alle folgenden Übungen im Sitzen.

AUSGANGSPOSITION: Setzen Sie sich gerade hin. Verteilen Sie das Gewicht gleichmäßig auf beide Gesäßhälften.

PHASE 1: Verlagern Sie das Gewicht etwas nach einer Seite. Erfühlen Sie bewusst den höheren Druck der Gesäßseite, auf die Sie das Gewicht gelegt haben.

PHASE 2: Wechseln Sie gleich darauf zur anderen Seite.

ÜBUNGSUMFANG: Wiederholen Sie die Übung 8- bis 10-mal.

Übung 56

AUSGANGSPOSITION: Setzen Sie sich gerade hin. Verteilen Sie das Gewicht gleichmäßig auf beide Gesäßhälften.

PHASE 1: Verlagern Sie das Gewicht etwas nach rechts. Spannen Sie die rechte Gesäßhälfte fest in den Sitz. Ziehen Sie die rechte Fußspitze hoch. Drücken Sie den rechten Ellenbogen nach hinten gegen die Sitzlehne. Halten Sie die Spannung 7 bis 10 Sekunden.

PHASE 2: Lösen Sie die Spannung und senken Sie die Fußspitze.

ÜBUNGSUMFANG: Wiederholen Sie die Übung 3- bis 5-mal. Danach folgen 3 bis 5 Wiederholungen auf der anderen Seite.

Übung 57

AUSGANGSPOSITION: Setzen Sie sich gerade hin. Legen Sie die Unterarme auf die Armlehnen.

PHASE 1: Drehen Sie die Daumen nach oben. Beugen Sie leicht die Finger (keine volle Faust machen). Drücken Sie die Unterarme nach unten gegen die Armlehnen. Schieben Sie den Nacken entlang der Rückenlehne nach oben. Halten Sie die Spannung 7 bis 10 Sekunden.

PHASE 2: Lösen Sie die Spannung.

ÜBUNGSUMFANG: Wiederholen Sie die Übung 3- bis 5-mal.

Übung 58

AUSGANGSPOSITION: Setzen Sie sich gerade hin.

PHASE 1: Legen Sie die Unterarme innen an die Armlehnen. Öffnen Sie die Hände. Die Handflächen zeigen nach innen. Drücken Sie die Unterarme nach außen gegen die Armlehnen. Schieben Sie den Nacken gerade nach oben und das Brustbein nach vorne. Halten Sie die Spannung 7 bis 10 Sekunden.

PHASE 2: Lösen Sie die Spannung.

ÜBUNGSUMFANG: Wiederholen Sie die Übung 3- bis 5-mal.

Übung 59

AUSGANGSPOSITION: Setzen Sie sich gerade hin. Die Oberarme berühren neben dem Körper die Rückenlehne. Auch der Kopf hat Kontakt mit der Lehne.

PHASE 1: Drücken Sie die Ellenbogen nach hinten. Drehen Sie den Kopf zur Seite, bis das Ohr auf der Lehne aufliegt. Ziehen Sie die Nasenspitze in Richtung Achsel, ohne dass der Kopf den Kontakt mit der Lehne verliert. Halten Sie die Spannung 7 bis 10 Sekunden.

PHASE 2: Lösen Sie die Spannung, drehen Sie den Kopf nach vorne und blicken Sie wieder geradeaus.

ÜBUNGSUMFANG: Wiederholen Sie die Übung 3- bis 5-mal. Danach folgen 3 bis 5 Wiederholungen zur anderen Seite.

Übung 60

Achtung: Diese Übung eignet sich besonders gut, um das gefürchtete Thrombose-Risiko auf Langstreckenflügen zu senken. Sie sollte vor allem bei längeren Flügen gemacht werden!

AUSGANGSPOSITION: Setzen Sie sich gerade hin.

PHASE 1: Ziehen Sie die Fußspitzen nach oben und drehen Sie sie nach außen. Halten Sie die Spannung 30 Sekunden.

PHASE 2: Stellen Sie die weiterhin nach außen gedrehten Füße auf die Zehenspitzen. Halten Sie die Spannung 30 Sekunden.

ÜBUNGSUMFANG: Wiederholen Sie die Übung 3- bis 5-mal. Auf Langstreckenflügen absolvieren Sie jede halbe Stunde eine Übungsserie.

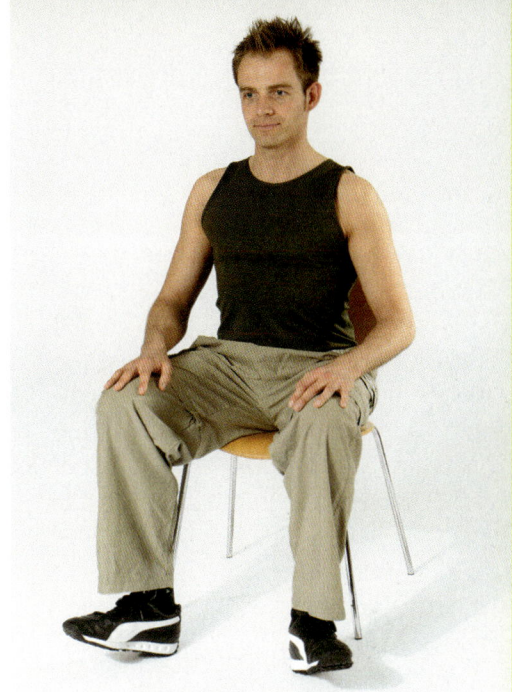

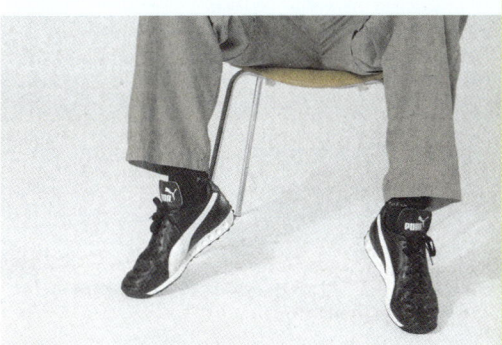

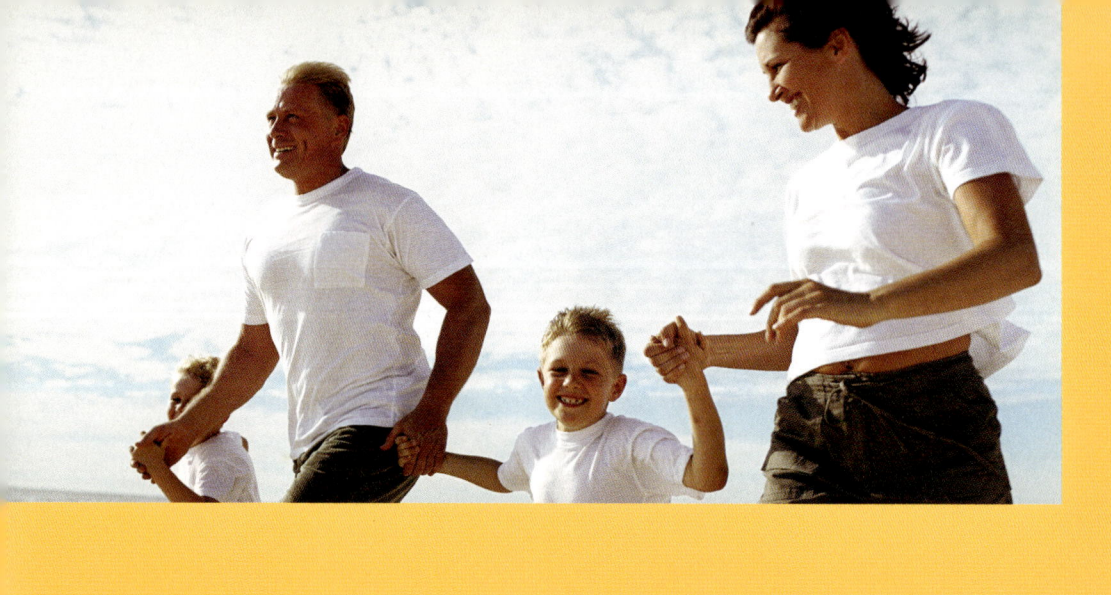

Urlaub und Freizeit

Freizeit

Rückenschmerzen nehmen
nicht frei

Ohne Schmerzen ins Wochenende und in die Ferien

Der Arbeitsplatz ist bei weitem nicht die einzige Gefahrenquelle für den Rücken. Auch Feierabend, Wochenende und Urlaub bieten schier unerschöpfliche Gelegenheiten für rückenfeindliches Verhalten. Nehmen Sie das Wort einmal wörtlich: Frei-Zeit – womit verbinden Sie das? Richtig, mit einem Zeitabschnitt, in dem Sie frei sind von Zwängen und Regeln. Ihrem Körper ist es jedoch egal, ob Sie es als einen Akt der Selbstverwirklichung ansehen, sich ungesund zu verhalten – er wird es Ihnen über kurz oder lang schmerzhaft übel nehmen.

Gerade beim Sport, einer der beliebtesten Freizeitbeschäftigungen, stellt sich immer wieder die Frage: Ist die Sportart rückenfreundlich, oder sieht sie nur so aus? Hier einige Beispiele.

Die aus dem Boden schießenden Fitnesscenter können für Ihren Rücken eine Gefahr darstellen. Nicht, dass Fitness und Krafttraining prinzipiell rückenschädlich wären – es sind die zahllosen, selbst ernannten «Trainingsexperten», die oft ohne anatomische und medizinische Kenntnisse und ohne Rücksicht auf physiotherapeutische Erkenntnisse Übungspläne ausarbeiten und über deren Einhaltung wachen – oder auch nicht. Natürlich gibt es viele seriöse Center mit kompetentem und gut geschultem Personal. Trotzdem gilt: Seien Sie vorsichtig.

Woran erkennen Sie einen kompetenten Trainer? Für Sie als Laie ist das schwierig. Am besten suchen Sie zu Beginn des Trainings eine Krankengymnastikpraxis auf und führen die Übungen vor, die der Trainer für Sie ausgesucht hat. Eine Todsünde können Sie aber auch selbst erkennen: die klassische Bauchmuskelübung. Dabei liegen Sie mit dem Rücken auf dem Boden, verschränken die Hände hinter dem Kopf und ziehen den Oberkörper hoch – so oft wie möglich. Es mag ja sein, dass die Wirkung auf die Bauchmuskulatur groß ist, aber ist das einen Bandscheibenvorfall wert? Wahrscheinlich werden Sie von der Übung selbst keinen Vorfall bekommen, aber Sie leisten wertvolle Vorarbeit für die Zukunft. Wenn Ihnen ein Trainer diese Übung in den Trainingsplan schreibt, ist auch sonst nicht viel von ihm zu erwarten. Suchen Sie das Weite!

Ein anderes Beispiel: Reiten. Ist diese Sportart rückenfreundlich oder nicht? Stellen Sie sich das vor: Sie auf dem Rücken des edlen Tiers, bei jedem Schritt werden Sie hochgehoben und fallen wieder in den Sattel zurück, jedes Mal ein kleiner Schlag auf die Wirbelsäule … also schlecht für den Rücken? Falsch.

Reiten ist eine der rückenfreundlichsten Sportarten, die es gibt, ja, es wird sogar als Therapie bei physiotherapeutischen Problemen eingesetzt (Hippotherapie).

Wie steht es mit Fußball? Dazu habe ich ein zwiespältiges Verhältnis. Die Risiken für den Rücken halten sich in Grenzen, doch ist der Sport eine harte Belastungsprobe für die Knie. Risiko-Sportarten wie Fußball erfordern zusätzliche Maßnahmen wie Haltungsschulung, Rückenschule und Kräftigungstraining.

Ein kurzer Blick auf andere, populäre Sportarten: Walken ist ein sanfter Sport und immer zu empfehlen. Joggen und Hüpfen sind in Ordnung, wenn Sie keine Probleme mit Ihren Knien haben. Radfahren ist ein gesunder Sport, wenn Sie nicht mit rundem Rücken strampeln.

Sie sehen: Ihr Rücken ist ein komplexes Gebilde, das Ihre ganze Zuwendung braucht. Sie müssen keine Krankengymnastik-Ausbildung haben, um sich richtig zu verhalten, aber Sie sollten lernen, die Signale Ihres Körpers zu erkennen, richtig zu deuten und richtig darauf zu reagieren.

In diesem Kapitel finden Sie Übungen, die Sie beim Sport und in der Freizeit unterstützen. Lernen Sie, für andere Aktivitäten Parallelen zu erkennen und die Übungen auch dort effektiv einzusetzen.

Im Freibad und am Meer

Übung 61

Für diese Übung benötigen Sie eine Camping-Liege.

AUSGANGSPOSITION: Legen Sie sich mit dem Rücken flach auf eine Liege, deren Kopfteil Sie ganz zurückgeklappt haben. Die Arme liegen gestreckt neben dem Körper auf der Liege.

PHASE 1: Stellen Sie die Füße bei angewinkelten Beinen zu beiden Seiten der Liege auf den Boden.

Drehen Sie die Füße nach außen und ziehen Sie die Fußspitzen hoch. Schieben Sie die Knie nach außen. Drehen Sie die Handflächen nach oben. Die Daumen zeigen nach außen. **Achtung:** Die Arme bleiben gestreckt! Spannen Sie die Arme gegen die Unterlage. Halten Sie die Spannung 20 bis 30 Sekunden.

PHASE 2: Lösen Sie die Spannung.

ÜBUNGSUMFANG: Wiederholen Sie die Übung 3- bis 5-mal.

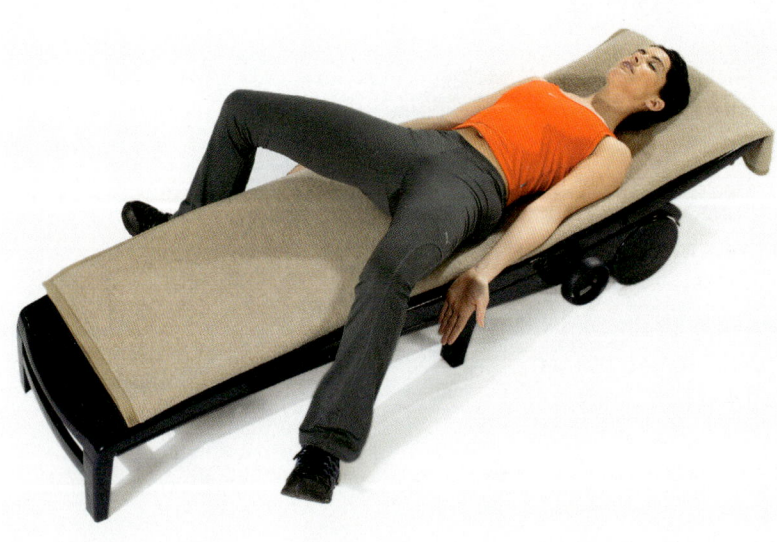

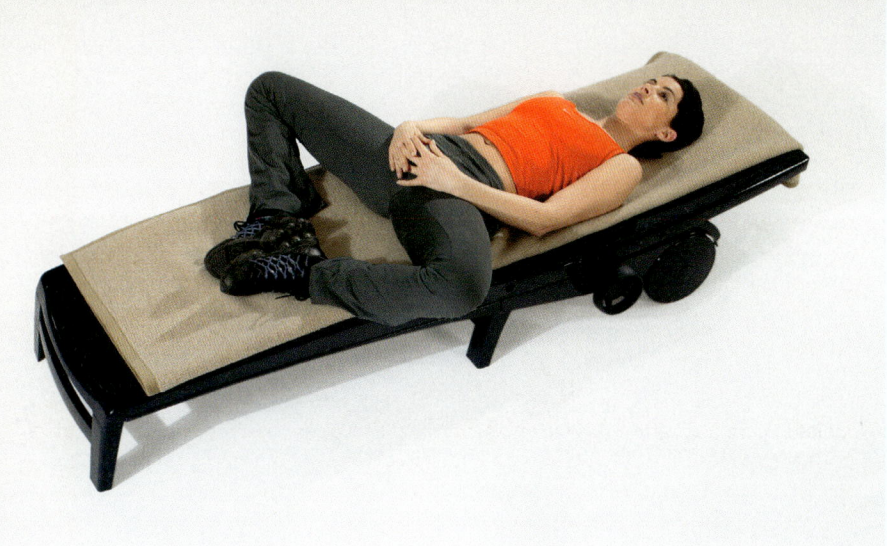

Übung 62

Für diese Übung benötigen Sie eine
Camping-Liege oder eine Matte.

AUSGANGSPOSITION: Legen Sie
sich mit dem Rücken flach auf eine
Liege, deren Kopfteil Sie ganz zurückgeklappt haben.

PHASE 1: Ziehen Sie die Beine an
und lassen Sie die Knie nach außen
fallen. Führen Sie die Fußsohlen aneinander. Legen Sie die Hände zwischen den Beinen auf die Leisten-
gegend. Dehnen Sie die Knie kräftig
nach außen. Halten Sie die Spannung 20 bis 30 Sekunden.

PHASE 2: Lösen Sie die Spannung.

ÜBUNGSUMFANG: Wiederholen
Sie die Übung 3- bis 5-mal.

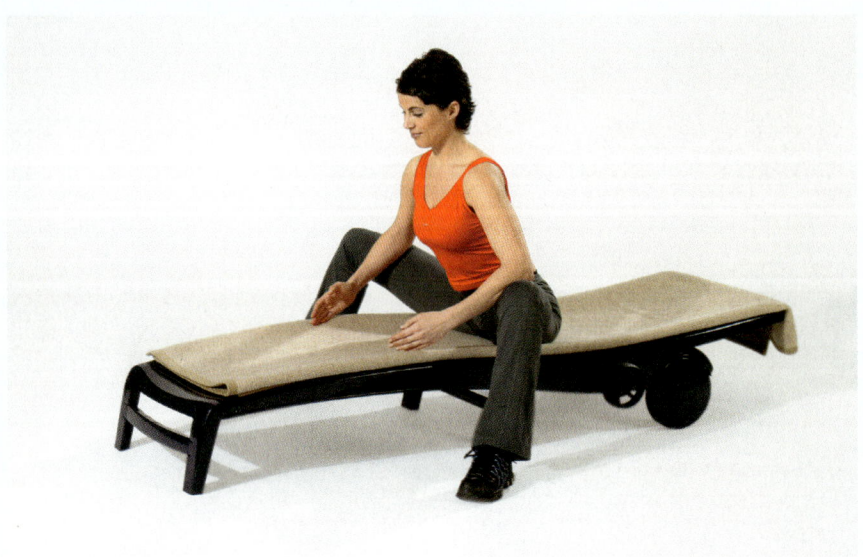

Übung 63

AUSGANGSPOSITION: Setzen Sie
sich rittlings auf eine Liege oder ver-
kehrt herum auf einen Liegestuhl
(Gesicht zur Lehne). Die Füße stehen seitlich auf dem Boden. Die
Knie befinden sich senkrecht über
den Füßen.

PHASE 1: Beugen Sie die Arme und
stellen Sie die Ellenbogen auf die
Oberschenkel. Schieben Sie die Knie
etwas nach außen und das Brustbein nach vorne. Richten Sie den
Oberkörper auf. Halten Sie die Spannung 20 bis 30 Sekunden.

PHASE 2: Lösen Sie die Spannung.

ÜBUNGSUMFANG: Wiederholen
Sie die Übung 3- bis 5-mal.

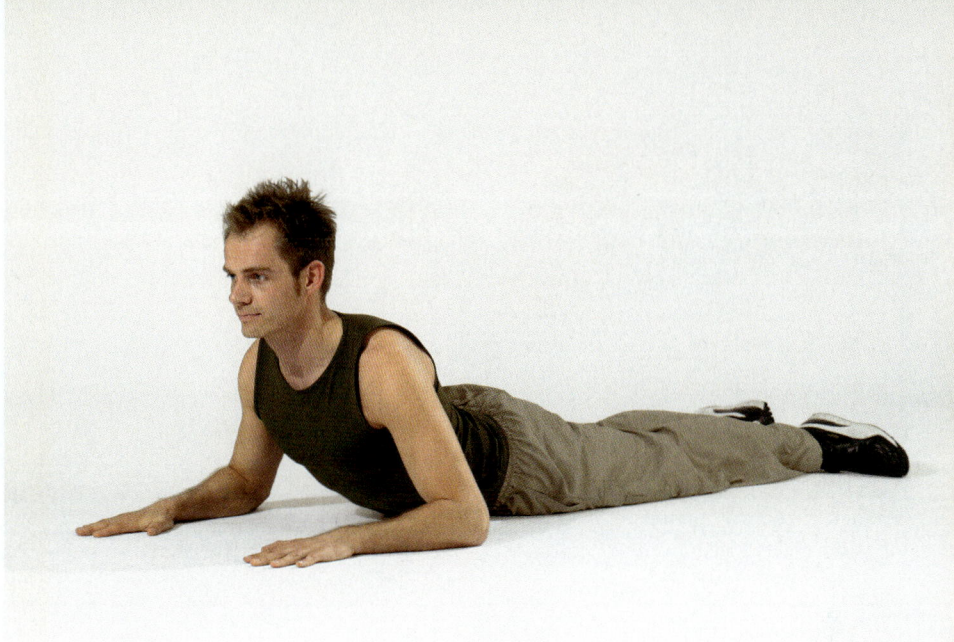

Übung 64

AUSGANGSPOSITION: Legen Sie sich bäuchlings auf eine Decke.

PHASE 1: Stützen Sie sich auf die Unterarme. **Achtung:** Die Schultern befinden sich senkrecht über den Ellenbogen! Ziehen Sie die Schulterblätter in Richtung Gesäß. Strecken Sie den Hals. Drehen Sie die Zehen nach außen. Halten Sie die Spannung 20 bis 30 Sekunden.

PHASE 2: Lösen Sie die Spannung und führen sie die Füße zurück in die parallele Ausgangsstellung.

ÜBUNGSUMFANG: Wiederholen Sie die Übung 3- bis 5-mal.

VARIANTE: Führen Sie die Übung ohne bewusste Nackenspannung aus. Legen Sie statt dessen ein Kissen, ein zusammengerolltes Handtuch oder eine zusammengefaltete Decke unter den Brustkorb, um den Schulter-Nacken-Bereich zu entlasten. **Übrigens:** Diese Position ist auch für rücken- und nackenfreundliches Lesen geeignet.

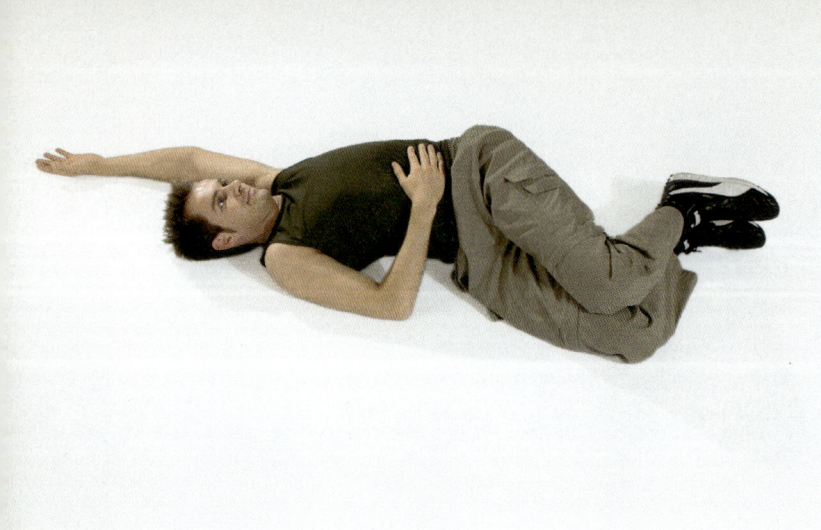

Übung 65

AUSGANGSPOSITION: Legen Sie sich mit dem Rücken flach auf eine Decke.

PHASE 1: Winkeln Sie die Beine an und stellen Sie die Füße auf. Lassen Sie die Beine gemeinsam zur rechten Seite fallen. Drehen Sie das Becken langsam und bewusst mit auf die rechte Seite. Ziehen Sie den linken Arm über dem Kopf gestreckt in die Länge. Halten Sie die Spannung 20 bis 30 Sekunden.

PHASE 2: Lösen Sie die Spannung.

ÜBUNGSUMFANG: Wiederholen Sie die Übung 3- bis 5-mal. Danach folgen 3 bis 5 Wiederholungen in seitenverkehrter Position.

Übung 66

AUSGANGSPOSITION: Legen Sie sich mit dem Rücken flach auf eine Decke. Die Beine sind gestreckt.

PHASE 1: Legen Sie die gestreckten Arme parallel zueinander über dem Kopf auf den Boden. Strecken Sie den rechten Arm in die Länge, so, als wollten Sie nach etwas greifen. Achtung: Die Schulter muss Bodenkontakt behalten! Gleichzeitig strecken Sie das linke Bein in die Länge. (Zum Beispiel: linker Arm und rechtes Bein.) Halten Sie die Spannung 7 bis 10 Sekunden.

PHASE 2: Lösen Sie die Spannung.

ÜBUNGSUMFANG: Wiederholen Sie die Übung 3- bis 5-mal. Danach folgen 3 bis 5 Wiederholungen mit dem linken Arm und dem rechten Bein.

Beim Wandern

Übung 67

Diese Übung machen Sie an einem Geländer, Zaun oder Fels.

AUSGANGSPOSITION: Stellen Sie sich seitlich zum Geländer hin.

PHASE 1: Drehen Sie den rechten Fuß rechtwinklig weg, heben Sie das Bein und legen Sie die Ferse auf dem Geländer ab. Strecken Sie das rechte Bein. Ziehen Sie die Zehen des rechten Fußes in Richtung Knie. Das linke Bein bleibt gestreckt. Schieben Sie das Brustbein nach vorne. Halten Sie die Spannung 20 bis 30 Sekunden.

PHASE 2: Lösen Sie die Spannung.

ÜBUNGSUMFANG: Wiederholen Sie die Übung 3- bis 5-mal.

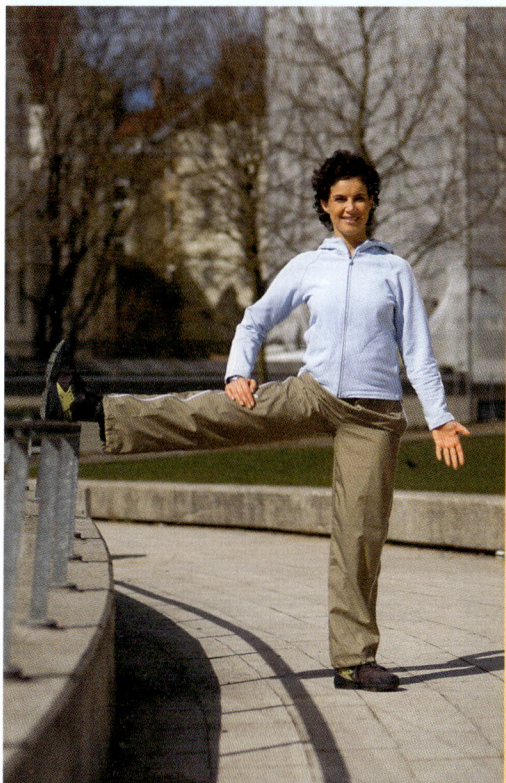

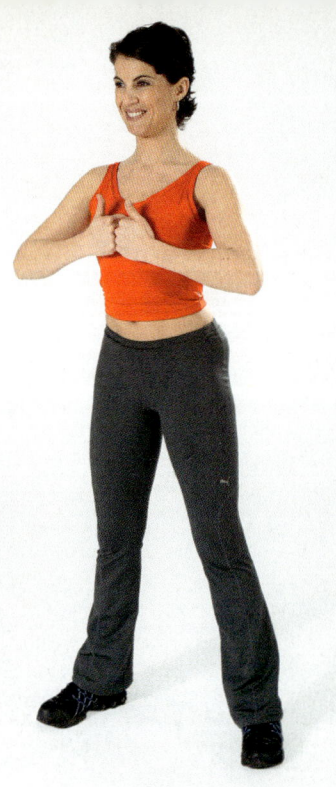

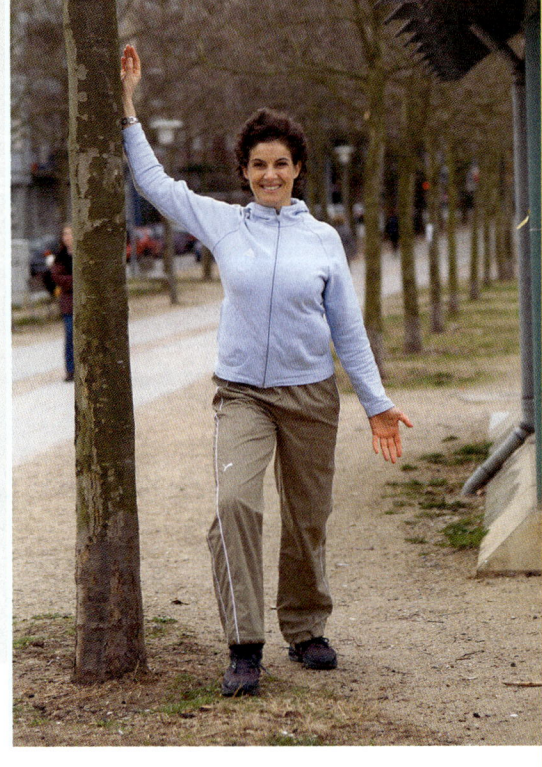

Übung 68

AUSGANGSPOSITION: Diese
Übung können Sie stehend und
während des Gehens machen.

PHASE 1: Schieben Sie das Brustbein nach vorne. Legen Sie die
Fingerknöchel beider Hände vor
dem Brustbein aneinander. Die Füße
drehen nach außen – auch beim
Gehen. Drücken Sie das Brustbein
gegen die Finger. Halten Sie die
Spannung 7 bis 10 Sekunden.

PHASE 2: Lösen Sie die Spannung.

ÜBUNGSUMFANG: Wiederholen
Sie die Übung 3- bis 5-mal.

Übung 69

AUSGANGSPOSITION: Stellen Sie
sich seitlich neben einen Baum.

PHASE 1: Legen Sie den rechten
Arm gestreckt an die Ihnen zugewandte Seite des Baums. Gehen Sie
neben dem Baum in Schrittstellung
(das rechte Bein nach vorn). Schieben Sie das rechte Knie über den
Fuß nach vorne. Das linke Bein
bleibt gestreckt. Die Ferse des linken
Beins behält Bodenkontakt. Neigen
Sie den geraden Oberkörper über
dem Becken etwas nach vorn. Spannen Sie das Brustbein vor. Ziehen Sie

die Schultern nach unten. Halten Sie die Spannung 20 bis 30 Sekunden.

PHASE 2: Lösen Sie die Spannung.

ÜBUNGSUMFANG: Wiederholen Sie die Übung 3- bis 5-mal. Danach legen Sie den anderen Arm an den Baum und machen weitere 3 bis 5 Wiederholungen.

Übung 70

Für diese Übung benötigen Sie einen Rucksack.

AUSGANGSPOSITION: Diese Übung können Sie stehend und während des Gehens machen.

PHASE 1: Fassen Sie mit den Händen an die beiden Schultergurte. Die Oberarme liegen am Oberkörper an. Spannen Sie die Ellenbogen in Richtung Boden. Ziehen Sie das Brustbein nach vorn. Halten Sie die Spannung 7 bis 10 Sekunden.

PHASE 2: Lösen Sie die Spannung.

ÜBUNGSUMFANG: Wiederholen Sie die Übung 3- bis 5-mal.

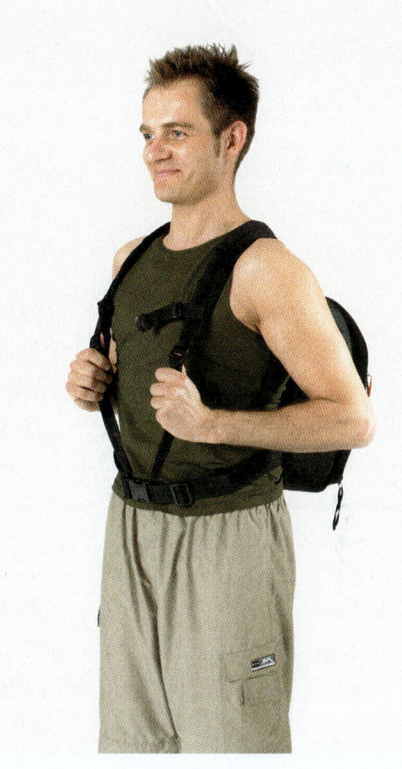

Übung 71

Für diese Übung benötigen Sie einen Rucksack.

AUSGANGSPOSITION: Diese Übung absolvieren Sie während des Gehens.

PHASE 1: Legen Sie die Hände hinter dem Rücken mit den Handrücken an die Unterseite des Rucksacks. Die Fingerspitzen weisen zueinander. Die Arme sind gestreckt. Schieben Sie das Brustbein nach vorne. Halten Sie die Spannung etwa drei Minuten.

PHASE 2: Lösen Sie die Spannung

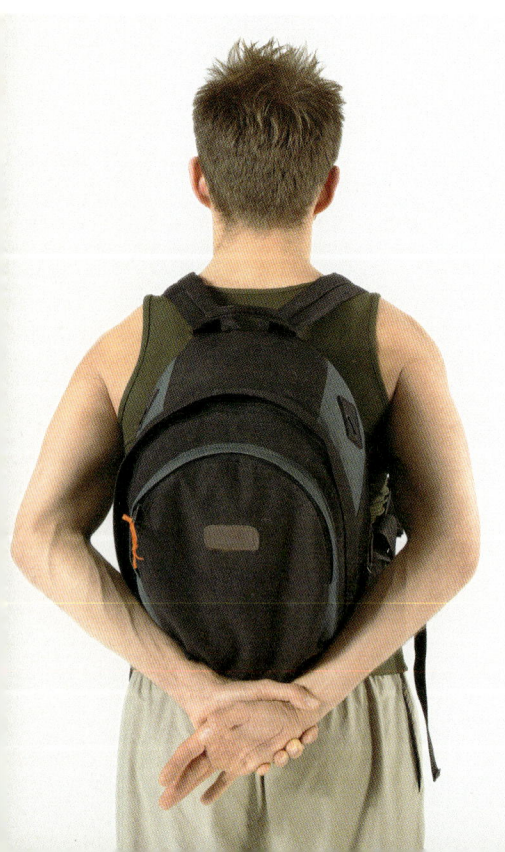

ÜBUNGSUMFANG: Wiederholen Sie die Übung 3- bis 5-mal.

Übung 72

Für diese Übung benötigen Sie einen Rucksack.

AUSGANGSPOSITION: Lehnen Sie sich mit umgeschnalltem Rucksack so gegen einen dicken Baum, dass der Rucksack am Baumstamm anliegt.

PHASE 1: Schieben Sie das Brustbein vor. Bewegen Sie den rechten Fuß entlang des Bodens nach vorn. Das linke Bein wird entsprechend gebeugt. Ziehen Sie die rechte Fußspitze nach oben in Richtung Knie. Drehen Sie die Hände, bis die Handflächen zueinander weisen. Ziehen Sie die Arme mit leicht gebeugten Ellenbogen am Rucksack vorbei nach hinten, bis die Handflächen seitlich am Baumstamm anliegen. Drücken Sie mit den Händen gegen den Baum. Halten Sie die Spannung 7 bis 10 Sekunden.

PHASE 2: Lösen Sie die Spannung.

ÜBUNGSUMFANG: Wiederholen Sie die Übung 3- bis 5-mal. Danach folgen 3 bis 5 Wiederholungen in seitenverkehrter Position.

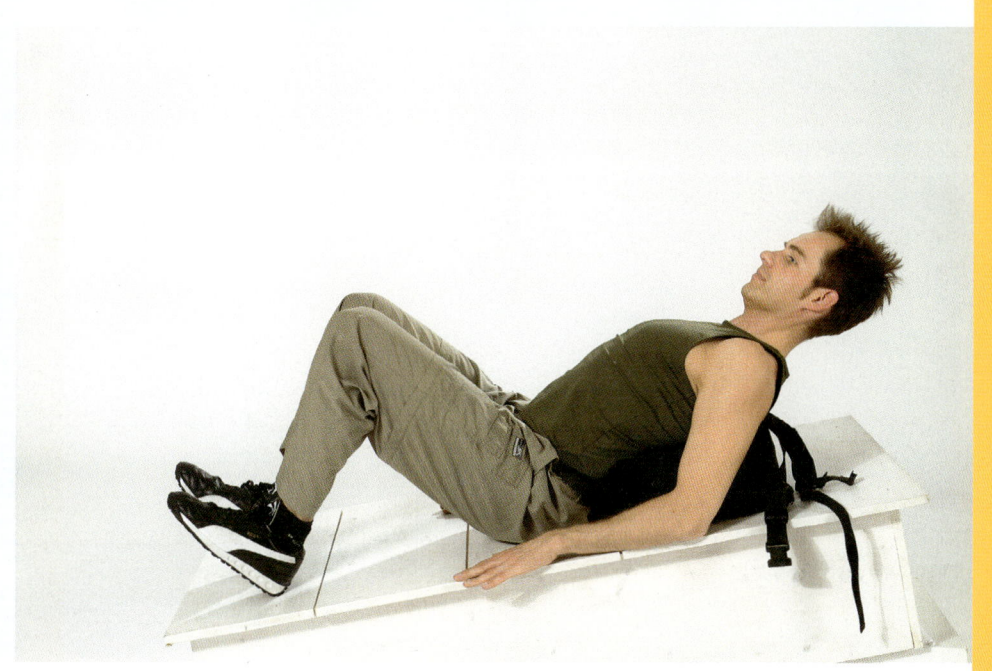

Übung 73

Für diese Übung benötigen Sie einen Rucksack.

AUSGANGSPOSITION: Setzen Sie sich mit leicht angewinkelten Beinen auf eine abschüssige Wiese oder einen schrägen Stein. Legen Sie den Rucksack als Lendenstütze hinter dem Rücken ab.

PHASE 1: Lehnen Sie sich zurück und stützen Sie sich auf den Unterarmen ab. Ziehen Sie die Fußspitzen nach oben. Schieben Sie das Brustbein nach vorn. Ziehen Sie die Schulterblätter mit Kraft in Richtung Becken. Strecken Sie den Hals.

Halten Sie die Spannung 7 bis 10 Sekunden.

PHASE 2: Lösen Sie die Spannung.

ÜBUNGSUMFANG: Wiederholen Sie die Übung 3- bis 5-mal.

Beim Joggen

Viele Rückenbeschwerden gehen auf falschen Laufstil zurück. Achten Sie darauf, dass die Füße beim Laufen leicht nach außen gedreht sind. Auch die Knie sollten etwas nach außen weisen. Laufen Sie weder mit «X-Beinen» noch mit «O-Beinen»! Zahlreiche Jogger leiden unter Nacken- und Schulterbeschwerden. Diese Probleme entstehen oft durch falsche Armhaltung und zu viel Spannung im Schulter-Arm-Bereich. Auch damit beschäftigen sich die folgenden Übungen.

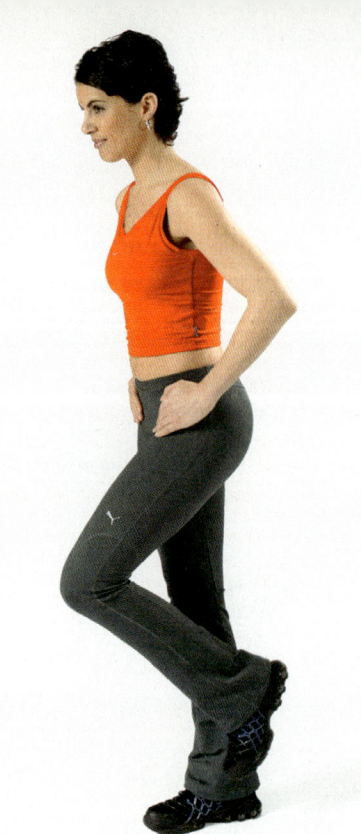

Übung 74

AUSGANGSPOSITION: Diese Übung absolvieren Sie während des Laufens.

PHASE 1: Legen Sie die Hände auf die Leisten. Spannen Sie die Leisten gegen die Hände. Schieben Sie das Brustbein nach vorn. Lassen Sie die Knie während des Laufens leicht nach außen zeigen. Halten Sie die Spannung 7 bis 10 Sekunden.

PHASE 2: Lösen Sie die Spannung.

ÜBUNGSUMFANG: Wiederholen Sie die Übung 3- bis 5-mal.

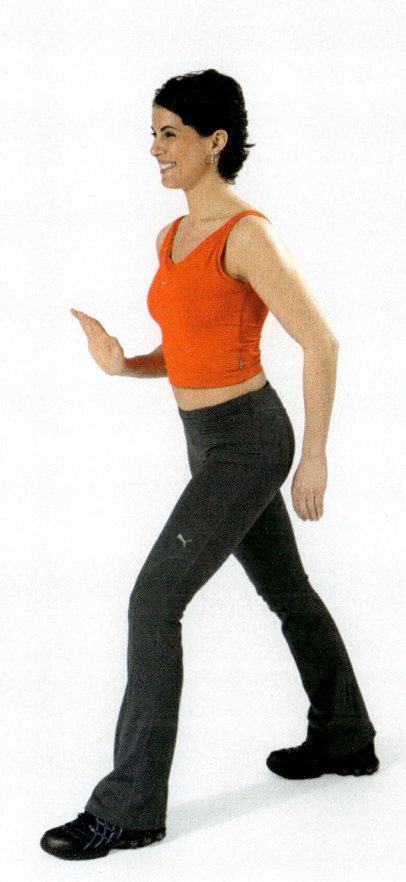

Übung 75

AUSGANGSPOSITION: Diese Übung machen Sie während des Laufens.

PHASE 1: Ziehen Sie die Handrücken nach oben in Richtung Ellenbogen. Halten Sie die Ellenbogen gebeugt. Schieben Sie bei jedem Schritt abwechselnd eine Hand nach vorne, so als wollten Sie eine Wand wegdrücken. Laufen Sie so 20 bis 30 Sekunden.

PHASE 2: Kehren Sie zurück zur normalen Laufposition.

ÜBUNGSUMFANG: Wiederholen Sie die Übung 3- bis 5-mal.

Übung 76

AUSGANGSPOSITION: Diese Übung führen Sie während des Laufens aus.

PHASE 1: Drehen Sie die Daumen nach oben. Machen Sie eine leicht geöffnete Faust. Die Arme sind rechtwinklig gebeugt. Strecken Sie den Hals. Schieben Sie das Brustbein nach vorne. Ziehen Sie die Ellenbogen bewusst in Richtung Boden und schieben Sie sie mit jedem Schritt abwechselnd nach hinten. Laufen Sie so 20 bis 30 Sekunden.

PHASE 2: Kehren Sie zurück zur normalen Laufposition.

ÜBUNGSUMFANG: Wiederholen Sie die Übung 3- bis 5-mal.

Übung 77

AUSGANGSPOSITION: Stellen Sie sich vor ein Geländer oder einen Zaun.

PHASE 1: Legen Sie die Unterarme mit den Handgelenken auf das Geländer. Der Rücken ist gerade. Die Handflächen weisen gegeneinander, die Daumen zeigen nach oben. Sie können wahlweise auch das Geländer mit beiden Händen umfassen. Gehen Sie in weite Schrittstellung. Schieben Sie das Knie des vorderen Beins über den Fuß nach vorne. Das hintere Bein bleibt gestreckt. Drücken Sie die Ferse des hinteren Beins kräftig in den Boden. Ziehen Sie die Schultern nach unten in Richtung Becken. Strecken Sie den Rücken. Spannen Sie das Brustbein in Richtung Boden. Halten Sie die Spannung 20 bis 30 Sekunden.

PHASE 2: Lösen Sie die Spannung.

ÜBUNGSUMFANG: Wiederholen Sie die Übung 3- bis 5-mal. Danach folgen 3 bis 5 Wiederholungen in seitenverkehrter Position.

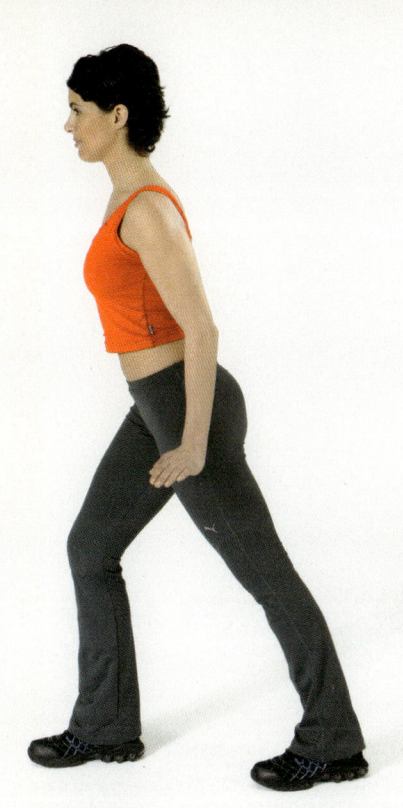

Übung 78

AUSGANGSPOSITION: Diese Übung absolvieren Sie während des Laufens.

PHASE 1: Winkeln Sie die Arme leicht an. Ziehen Sie die Handrücken nach oben in Richtung Ellenbogen. Spannen Sie das Brustbein nach vorne. Laufen Sie so 20 bis 30 Sekunden.

PHASE 2: Kehren Sie zurück zur normalen Laufposition.

ÜBUNGSUMFANG: Wiederholen Sie die Übung 3- bis 5-mal.

Übung 79

AUSGANGSPOSITION: Diese Übung machen Sie im Laufen.

PHASE 1: Breiten Sie die Arme nach beiden Seiten waagrecht aus. Drehen Sie die Handflächen nach oben. Laufen Sie so 20 bis 30 Sekunden.

PHASE 2: Kehren Sie zurück zur normalen Laufposition.

ÜBUNGSUMFANG: Wiederholen Sie die Übung 3- bis 5-mal.

Übung 80

AUSGANGSPOSITION: Stellen Sie sich vor ein Geländer, einen Zaun oder hinter eine Bank.

PHASE 1: Stellen Sie den rechten Fuß auf das Geländer, den Zaun oder die Bank-Rückenlehne. Das linke Bein bleibt gestreckt. Beugen Sie das rechte Knie um etwa 30 Grad. Ziehen Sie den rechten Fuß in Richtung Knie. Helfen Sie mit den rechten Fingerspitzen mit, den Fuß zu ziehen. Schieben Sie die Schulterblätter in Richtung Becken. Spannen Sie das Brustbein nach vorn. Halten Sie die Spannung 20 bis 30 Sekunden.

PHASE 2: Lösen Sie die Spannung.

ÜBUNGSUMFANG: Wiederholen Sie die Übung 3- bis 5-mal. Danach folgen 3 bis 5 Wiederholungen mit dem anderen Bein.

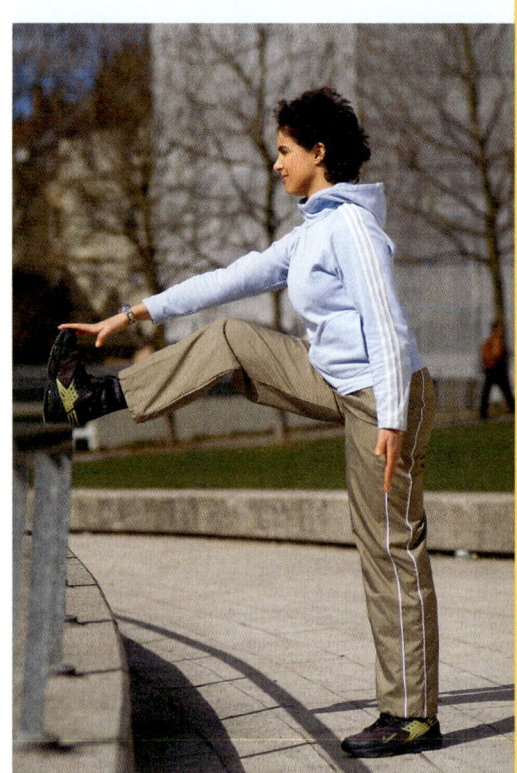

Diverse Unternehmungen

Natürlich gibt es noch viele andere Freizeitbeschäftigungen, auf die ich in diesem Buch nicht eingehen kann. Hier ist Ihre Kreativität gefragt, denn in jedem Kapitel finden Sie Übungen, die Sie auch während Ihrer Freizeit machen können. So eignet sich beispielsweise die Wanderpause auf der Berghütte hervorragend dazu, einige Übungen im Sitzen und Stehen einzuschieben, wie sie in den Kapiteln «Zu Hause», «Am Arbeitsplatz» und «In Theater, Oper, Konzert und Kino» beschrieben werden.

In Theater, Oper, Konzert und Kino

Was hat Kultur mit Rückenschmerzen zu tun?

Bis vor kurzem hätte ich mit dieser Frage kurzen Prozess gemacht: Kultur und Rückenschmerzen? Da gibt es keinen Zusammenhang. Doch wie so oft im Heilwesen lernen wir viel von unseren Patienten. Als mir immer häufiger Besucher meiner Praxis ihr Leid darüber klagten, wie sehr Rückenbeschwerden sie bei ihren kulturellen Aktivitäten behinderten, sah ich die Angelegenheit mit anderen Augen an.

«Ich gehe überhaupt nicht mehr in die Oper oder ins Theater», erzählte mir eine Patientin. «Das lange Stillsitzen während der Vorstellung gibt meinem Rücken den Rest. Oft bekomme ich vor lauter Schmerzen so gut wie nichts von der Handlung mit.»

Das muss nicht sein. In diesem Kapitel finden Sie wirksame Hilfen, damit Sie Ihre Besuche in Oper, Theater, Konzert und Kino wieder genießen können.

Der erste Akt spielt zu Hause

Schaffen Sie ein entspanntes Umfeld für das bevorstehende Erlebnis! Planen Sie Ihr Vorhaben so, dass Sie nicht erst in letzter Minute abgehetzt am Veranstaltungsort erscheinen. Wenn Sie den Stress und die Anspannung des Tages mit in den Zuschauerraum nehmen, wird Ihr Rücken entsprechend reagieren. Planen Sie also genügend Zeit zur Vorbereitung ein. Legen Sie eine «Sicherheitszone» zwischen den grauen Alltag und das kommende Erlebnis. Zelebrieren Sie das Ereignis, selbst, wenn es sich nur um einen Kinobesuch handelt.

Vor der Vorstellung und in der Pause

Wenn Sie zeitig am Veranstaltungsort sind, fördert das nicht nur den Genuss, sondern hat auch einen praktischen Nutzen: Sie haben vor der Vorstellung noch Gelegenheit für einige kleine Übungen. Das soll Sie nicht davon abhalten, sich ein Glas Sekt zu gönnen – oder was immer Sie bevorzugen – und sich auf das Kommende einzustimmen. Wichtig ist vor allem das: Setzen Sie sich im Foyer nicht hin, denn sitzen werden Sie noch lange genug! In den meisten Foyers der Opernhäuser, Theater und Kinos findet sich das ideale Trainingsgerät für ei-

nige unauffällige Rückenübungen: der Stehtisch. Nutzen Sie vor der Vorstellung und in der Pause die Gunst der Stunde für drei bis vier der folgenden Übungen. Am besten probieren Sie sie erst einmal zu Hause aus und wählen dann diejenigen aus, die bei Ihren Beschwerden am besten wirken.

In der Pause sollten Sie vor den Übungen noch etwas anderes tun: Gehen Sie zunächst einige Zeit herum und gönnen Sie Ihren Muskeln und Gelenken ein wenig Lockerung. Auf diese Weise tun Sie etwas für Ihren Rücken und entgehen gleichzeitig dem ersten Ansturm auf die Bars.

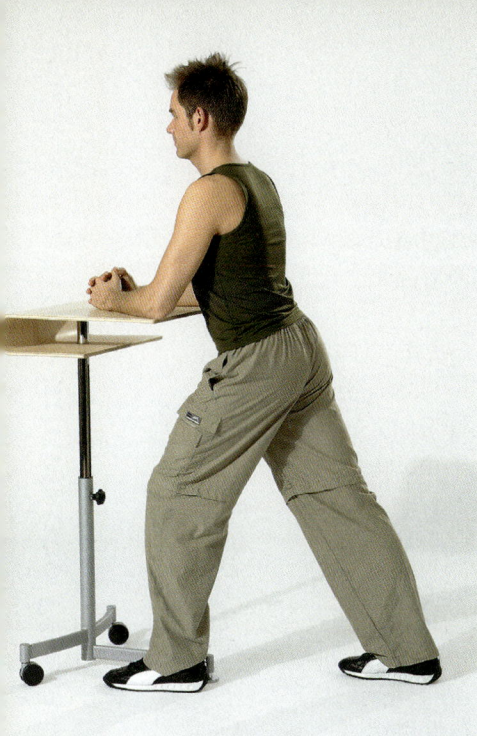

Übung 81

AUSGANGSPOSITION: Stellen Sie sich vor einem Stehtisch auf. Stützen Sie die Unterarme auf die Tischplatte. Gehen Sie in Schrittstellung, indem Sie mit dem rechten Fuß einen Schritt zurück machen. Achten Sie auf diese Details:

→ Das hintere Knie ist gestreckt.
→ Die Hüfte ist gestreckt.

PHASE 1: Schieben Sie das linke Knie über den Fuß hinaus nach vorne, bis das Bein am Kniegelenk etwa 30 bis 40 Grad angewinkelt ist. Wichtig: Achten Sie darauf, dass das Knie bei der Bewegung nicht nach innen oder außen ausweicht! Das Knie soll in einer geraden Linie nach vorne geführt werden. Halten Sie diese Position 6 bis 9 Sekunden.

PHASE 2: Führen Sie das Knie zurück.

ÜBUNGSUMFANG: Wiederholen Sie die Übung 3- bis 5-mal. Wechseln Sie danach die Fußstellung und wiederholen Sie die Übung 3-mal mit dem anderen Knie.

Übung 82

Achtung: Damen mit Stöckelschuhen sollten im Interesse ihrer Schuhe auf diese Übung verzichten!

AUSGANGSPOSITION: Stellen Sie sich vor einem Stehtisch auf. Stützen Sie die Unterarme im Abstand der Schultern parallel zueinander auf die Tischplatte. Gehen Sie in Schrittstellung, indem Sie mit dem rechten Fuß einen Schritt zurück machen. Beide Knie bleiben gestreckt.

PHASE 1: Den linken Fuß ziehen Sie nun so weit es geht nach oben in Richtung Knie. Die linke Ferse stemmen Sie fest in den Boden. **Achtung:** Halswirbelsäule, Brustwirbelsäule und Lendenwirbelsäule sind auf einer Linie!

PHASE 2: Halten Sie die Spannung 6 bis 9 Sekunden und führen Sie den Fuß dann zurück.

ÜBUNGSUMFANG: Wiederholen Sie die Übung 3- bis 5-mal. Danach folgen 3 bis 5 Wiederholungen mit dem anderen Fuß.

Übung 83

AUSGANGSPOSITION: Stellen Sie sich frontal zum Stehtisch auf (Bauch in Richtung Tischkante).

ABLAUF: Drücken Sie nun den Oberbauch gegen den Tisch. Sie machen es richtig, wenn Sie das Gefühl haben, dass der Oberbauch dick wird und sich gegen die Tischkante presst.

ÜBUNGSUMFANG: Halten Sie die Spannung 6 bis 9 Sekunden und lösen Sie die Bauchspannung dann wieder. Wiederholen Sie die Übung 3- bis 5-mal.

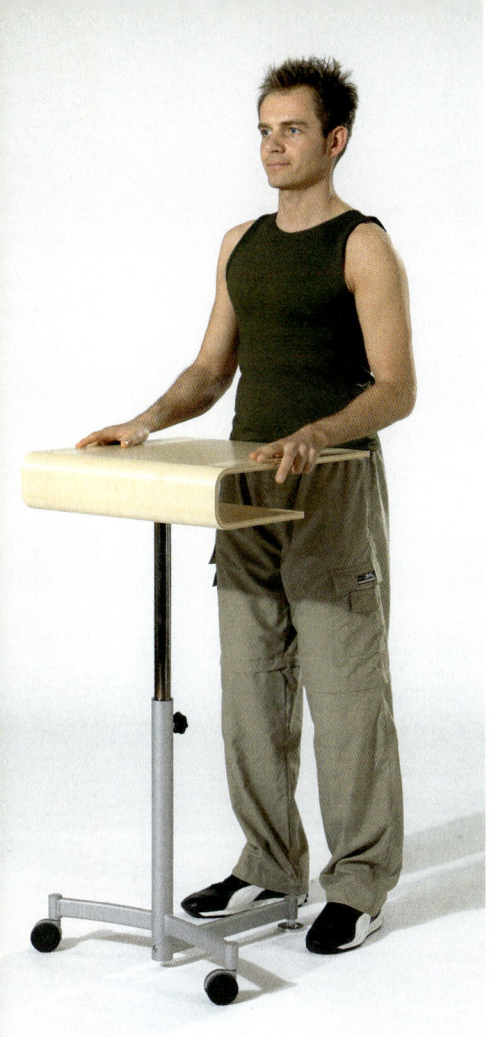

Übung 84

AUSGANGSPOSITION: Stellen
Sie sich frontal zum Stehtisch auf
(Bauch in Richtung Tischkante).
Legen Sie die Unterarme im Abstand
der Schultern parallel zueinander
auf die Tischplatte. Die Hände sind
entspannt und leicht geöffnet. Die
Daumen sind gestreckt und zeigen
senkrecht nach oben.

PHASE 1: Pressen Sie die Unterarme nach unten gegen die Tischplatte. Halten Sie die Spannung
6 bis 9 Sekunden.

PHASE 2: Lösen Sie die Arm-
spannung.

ÜBUNGSUMFANG: Wiederholen
Sie die Übung 3- bis 5-mal.

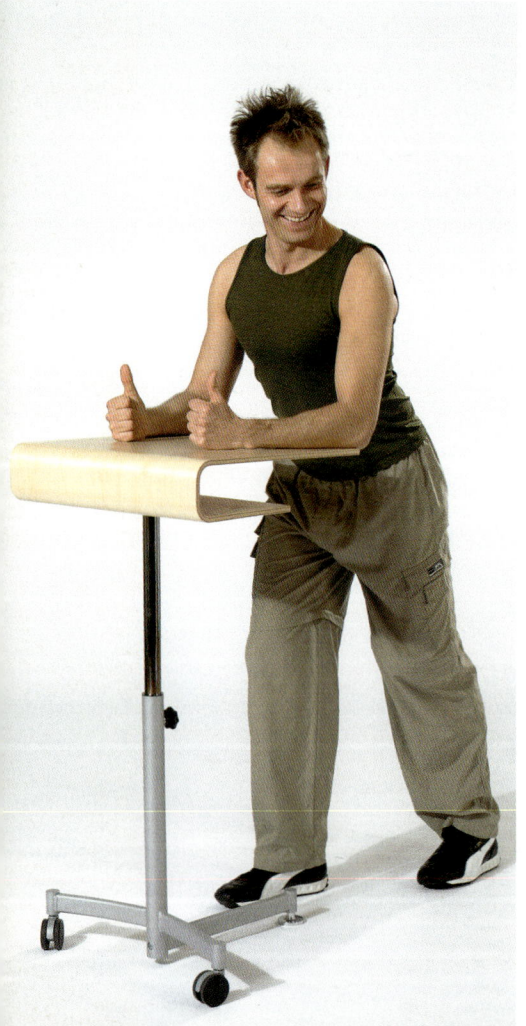

Übung 85

AUSGANGSPOSITION: Stellen Sie sich frontal vor den Stehtisch (Bauch in Richtung Tischkante). Legen Sie die Unterarme im Abstand der Schultern parallel zueinander locker auf die Tischplatte. Auch die Handkanten liegen locker auf dem Tisch (Daumen nach oben). Achten Sie darauf, den Oberkörper gerade zu halten.

PHASE 1: Drehen Sie den Kopf langsam nach links und rechts, so weit Sie können. Ziehen Sie dabei das Kinn in Richtung Kehlkopf.

PHASE 2: Blicken Sie an den Umkehrpunkten über die Schulter hinweg nach hinten, so, als würden Sie unten etwas suchen. **Achtung:** Halswirbelsäule und Brustwirbelsäule sollen dabei nicht rund werden!

ÜBUNGSUMFANG: Wiederholen sie die Übung in jede Richtung 3- bis 4-mal.

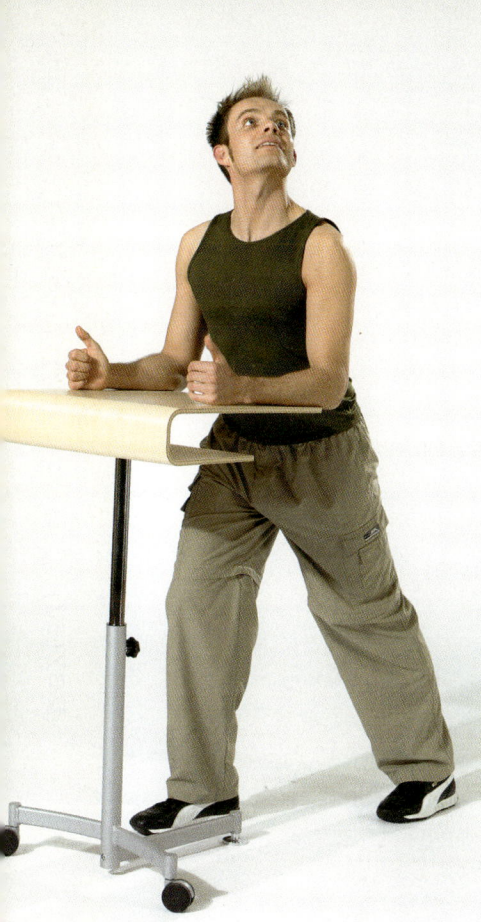

Übung 86

AUSGANGSPOSITION: Stellen Sie sich frontal zum Stehtisch auf (Bauch in Richtung Tischkante). Legen Sie die Unterarme parallel zueinander locker auf die Tischplatte. Auch die Handkanten liegen locker auf dem Tisch (Daumen nach oben). Achten Sie darauf, den Oberkörper gerade zu halten.

PHASE 1: Drehen Sie den Kopf seitlich nach schräg oben. Schieben Sie das Kinn in Richtung Decke. Halten Sie die Spannung 7 bis 10 Sekunden.

PHASE 2: Lösen Sie die Spannung.

ÜBUNGSUMFANG: Wiederholen Sie die Übung 3- bis 5-mal. Danach folgen 3 bis 5 Wiederholungen zur anderen Seite.

Übung 87

AUSGANGSPOSITION: Stellen Sie sich seitlich zum Stehtisch auf. Legen Sie den Unterarm, der dem Tisch zugewandt ist, auf die Tischfläche.

PHASE 1: Spannen Sie den Unterarm gegen die Tischplatte. Vorsicht bei wackeligen Stehtischen! Schieben Sie das Brustbein nach vorne. Halten Sie die Spannung 7 bis 10 Sekunden.

PHASE 2: Lösen Sie die Spannung.

ÜBUNGSUMFANG: Wiederholen Sie die Übung 3- bis 5-mal. Danach folgen 3 bis 5 Wiederholungen auf der anderen Seite.

Übung 88

AUSGANGSPOSITION: Stellen Sie sich seitlich zum Stehtisch oder zu einer Wand auf. Winkeln Sie beide Arme frei schwebend an. Positionieren Sie einen Oberarm neben der Tischplatte oder der Wand.

PHASE 1: Drücken Sie mit dem Oberarm gegen den Tisch oder die Wand. Achtung, wenn Sie die Übung am Stehtisch machen: Nicht zu fest drücken, um den Tisch nicht umzuwerfen! Schieben Sie das Brustbein nach vorn. Halten Sie die Spannung 7 bis 10 Sekunden.

PHASE 2: Lösen Sie die Spannung.

ÜBUNGSUMFANG: Wiederholen Sie die Übung 3- bis 5-mal. Danach folgen 3 bis 5 Wiederholungen auf der anderen Seite.

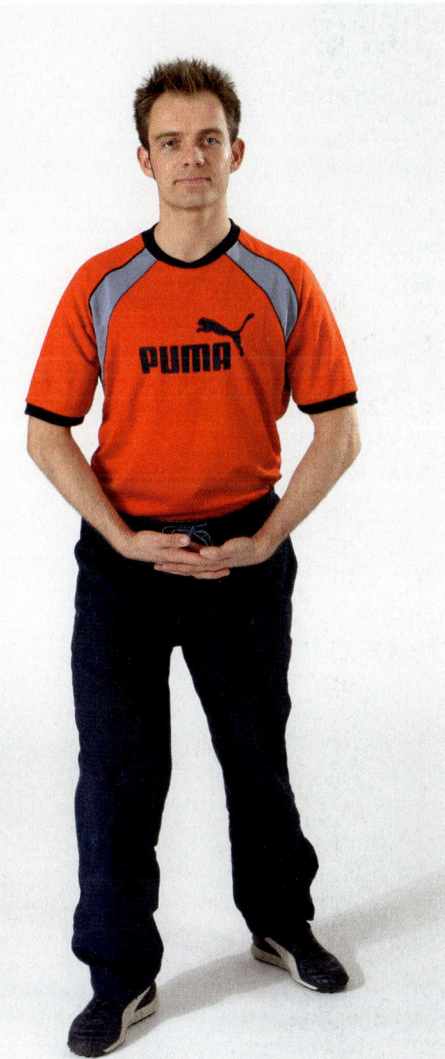

Übung 89

AUSGANGSPOSITION: Stellen Sie sich gerade hin. Strecken Sie die Arme senkrecht nach unten und verschränken Sie die Hände vor dem Körper. Drehen Sie die Handflächen nach oben.

PHASE 1: Drücken Sie die Hände in Richtung Boden. Ziehen Sie die Schultern nach unten, und schieben Sie das Brustbein nach vorne. Spreizen Sie ein Bein seitlich leicht ab und drehen Sie den Fuß weit nach außen. Halten Sie die Spannung 7 bis 10 Sekunden.

PHASE 2: Lösen Sie die Spannung.

ÜBUNGSUMFANG: Wiederholen Sie die Übung 3- bis 5-mal. Danach folgen 3 bis 5 Wiederholungen mit dem anderen Bein.

Während der Vorstellung

Ernst wird es für Ihren Rücken während der Vorstellung. Jetzt ist er zur Bewegungslosigkeit verurteilt. Sie können nicht einfach aufstehen, sich strecken und einige Dehnübungen machen, zumindest, wenn Sie vermeiden wollen, angezischt zu werden. Daher habe ich eine Reihe von Übungen entwickelt, die Sie unauffällig im Sitzen absolvieren können. Die Übungen sind isometrisch, das bedeutet: Sie basieren auf Spannung und Entspannung ohne nach außen sichtbare Bewegungen.

Worauf Sie immer achten sollten

Seien Sie ein «Sitzriese»! Gewöhnen Sie sich an, so gerade wie möglich zu sitzen und sich so groß wie möglich zu machen. Schieben Sie das Gesäß ganz nach hinten und richten Sie sich entlang der Rückenlehne so weit wie möglich auf. Wichtig: Achten Sie darauf, dabei den Rücken gerade zu halten. Folgen Sie nicht den Rundungen des Sessels, die zu einem Rundrücken verleiten. Stellen Sie sich ein Brett vor, das hinten auf dem Sitz steht und an der Sessellehne anliegt.

Haben Sie ein schlechtes Gewissen, weil Sie den hinter Ihnen sitzenden Zuschauern die Sicht erschweren? Müssen Sie nicht. Dazu eine kleine Episode:

Ich bin von eher kleiner Gestalt, aber mit gutem Gehör. Bei einem Kinobesuch bekam ich mit, wie es hinter mir wisperte: «Wie kann man so klein sein und trotzdem so ins Bild ragen!» Fast hätte ich mich umgedreht und geantwortet: «Das kommt vom Geradesitzen.» Trotzdem habe ich der Dame hinter mir durch meine Sitzposition ganz unbeabsichtigt geholfen, ein späterer, unauffälliger Blick nach hinten zeigte: Um den Sicht-Nachteil auszuglei-

chen, saß nun auch die Dame sehr gerade. Also bitte keine falschen Hemmungen. Wenn Sie sich zum Sitzriesen machen, tun Sie den Personen hinter Ihnen etwas Gutes. Noch ein Tipp für die Damen: Sie haben in der Regel eine Lordosestütze dabei, ohne es zu wissen: Ihre Handtasche – wenn sie klein genug ist. Klemmen Sie die Tasche zwischen Lehne und Lendenwirbelsäule, und schon haben Sie aus einem unvorteilhaften Zuschauersessel eine orthopädische Sitzgelegenheit gemacht. Achten Sie auf zerbrechliche Gegenstände in der Tasche, beispielsweise Parfumfläschchen! Für die Herren gibt es leider noch nichts Vergleichbares, sie sollten daher besonders aufmerksam auf eine aufrechte Sitzhaltung achten.

Es geht los

Für alle jetzt folgenden Übungen gilt:
→ Gerade sitzen bleiben!
→ Beide Gesäßhälften gleichmäßig belasten!
→ Der ganze Rücken bleibt angelehnt!
→ Alle Bewegungen sind klein und unauffällig!

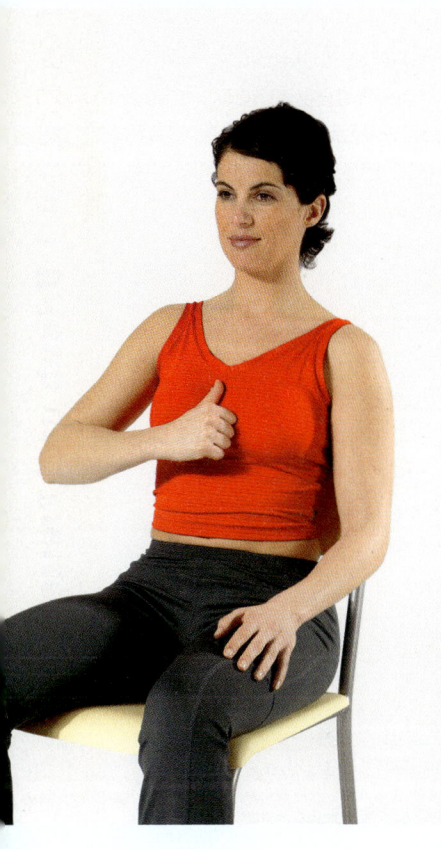

Übung 90

AUSGANGSPOSITION: Legen Sie den Daumen einer Hand (egal welcher Seite) ans untere Ende des Brustbeins.

PHASE 1: Schieben Sie das Brustbein gegen den Daumen. Beobachten Sie, wie sich der Rücken aufrichtet und der Nacken streckt. Halten Sie die Spannung 7 bis 10 Sekunden.

PHASE 2: Lösen Sie die Spannung.

Übung 91

AUSGANGSPOSITION: Setzen Sie sich gerade hin. Schieben Sie das Gesäß ganz nach hinten bis an die Lehne.

PHASE 1: Ziehen Sie das Kinn in Richtung Kehlkopf. Stellen Sie sich eine Schnur vor, die Ihren Kopf wie bei einer Marionettenfigur am Scheitel nach oben zieht. Schieben Sie das Brustbein leicht nach vorne. Halten Sie die Spannung 7 bis 10 Sekunden.

PHASE 2: Lösen Sie die Spannung.

ÜBUNGSUMFANG: Wiederholen Sie die Übung 2- bis 3-mal.

Übung 92

AUSGANGSPOSITION: Ziehen Sie das Kinn in Richtung Kehlkopf. Stellen Sie sich eine Schnur vor, die Ihren Kopf wie bei einer Marionettenfigur am Scheitel nach oben zieht. Halten Sie die Oberarme neben dem Oberkörper senkrecht nach unten. Die Unterarme halten Sie waagrecht nach vorne (im rechten Winkel zu den Oberarmen).

PHASE 1: Drücken Sie mit den Ellenbogen kräftig gegen die Rückenlehne und halten Sie die Spannung 7 bis 10 Sekunden.

PHASE 2: Lösen Sie die Spannung.

ÜBUNGSUMFANG: Wiederholen Sie die Übung 2- bis 3-mal.

Übung 93

Absolvieren Sie die Übung 92. Während die Ellenbogen gegen die Rückenlehne spannen, schieben Sie gleichzeitig das Brustbein nach vorne und halten auch diese zusätzliche Spannung 7 bis 10 Sekunden.

ÜBUNGSUMFANG: Wiederholen Sie die Übung 2- bis 3-mal.

Übung 94

AUSGANGSPOSITION: Verschränken Sie die Hände vor dem Bauch.

PHASE 1: Drücken Sie den Bauch gegen die Hände, gleichzeitig drücken Sie die Oberarme gegen die Rückenlehne. Schieben Sie die Schultern in Richtung Becken. Machen Sie den Rücken gerade und richten Sie sich auf. Halten Sie die Spannung 7 bis 9 Sekunden.

PHASE 2: Lösen Sie die Spannung.

ÜBUNGSUMFANG: Wiederholen Sie die Übung 2- bis 3-mal.

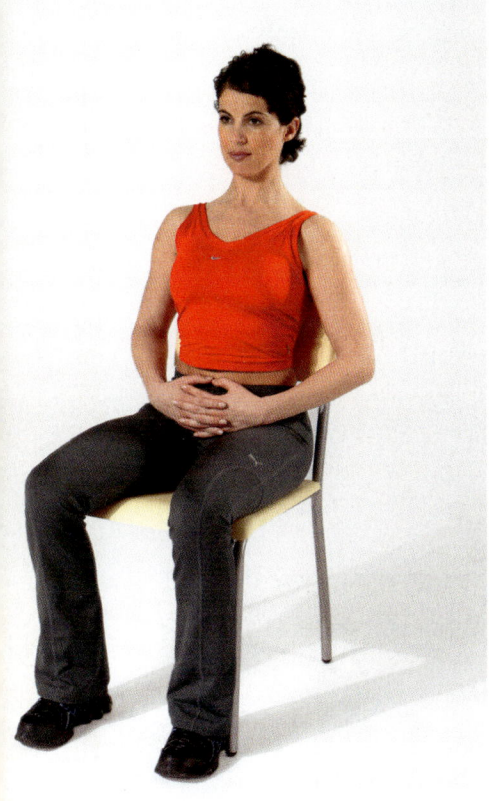

Übung 95

AUSGANGSPOSITION: Setzen Sie
sich gerade hin.

PHASE 1: Drehen Sie die Füße
nach außen und ziehen Sie die
Fußspitzen hoch. Schieben Sie das
Brustbein nach vorne. Halten Sie
die Spannung 7 bis 10 Sekunden.

PHASE 2: Lösen Sie die Spannung
und führen Sie die Füße wieder
nach unten in die parallele Ausgangsstellung.

ÜBUNGSUMFANG: Wiederholen
Sie die Übung 3- bis 5-mal.

Übung 96

AUSGANGSPOSITION: Setzen Sie
sich gerade hin.

PHASE 1: Strecken Sie den Hals.
Schieben Sie das Brustbein nach
vorne. Drehen Sie die Füße nach
außen und ziehen Sie die Fußspitzen
hoch. Halten Sie die Spannung
7 bis 10 Sekunden.

PHASE 2: Lösen Sie die Spannung
und führen Sie die Füße wieder
nach unten in die parallele Ausgangsstellung.

ÜBUNGSUMFANG: Wiederholen
Sie die Übung 3- bis 5-mal.

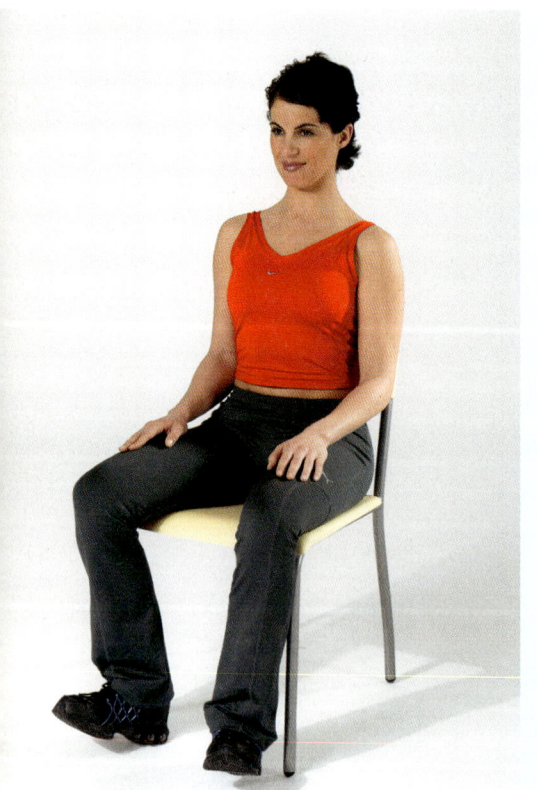

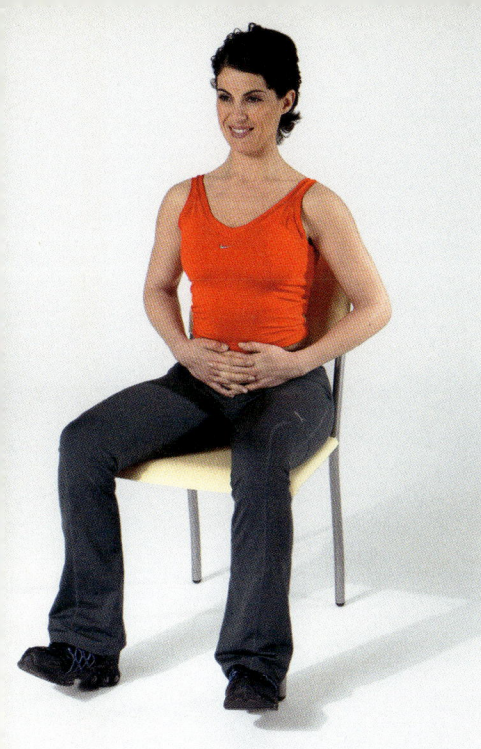

Übung 97

AUSGANGSPOSITION: Setzen Sie sich gerade hin. Verschränken Sie die Hände vor dem Bauch.

PHASE 1: Strecken Sie den Hals. Lassen Sie die Schulterblätter nach unten gleiten. Schieben Sie das Brustbein nach vorne. Spannen Sie den Bauch gegen die Handflächen. Drehen Sie die Füße nach außen und ziehen Sie die Fußspitzen hoch. Halten Sie die Spannung 7 bis 10 Sekunden.

PHASE 2: Lösen Sie die Spannung und führen Sie die Füße wieder nach unten in die parallele Ausgangsstellung.

ÜBUNGSUMFANG: Wiederholen Sie die Übung 3- bis 5-mal.

Übung 98

AUSGANGSPOSITION: Setzen Sie sich gerade hin.

PHASE 1: Schieben Sie das Brustbein nach vorne. Ziehen Sie die Schulterblätter in Richtung Gesäß. Drehen Sie den Kopf etwa 45 Grad nach einer Seite. **Achtung:** Führen Sie die Drehbewegung exakt waagrecht aus, so, als würde Ihr Kinn auf einer Tischplatte entlanggleiten. Halten Sie die Spannung 7 bis 10 Sekunden.

PHASE 2: Lösen Sie die Spannung und drehen Sie den Kopf wieder nach vorne. **Achtung:** Auch die Rückbewegung sollte exakt waagrecht erfolgen.

ÜBUNGSUMFANG: Wiederholen Sie die Übung 3- bis 5-mal. Danach folgen 3 bis 5 Wiederholungen mit Kopfdrehungen zur anderen Seite.

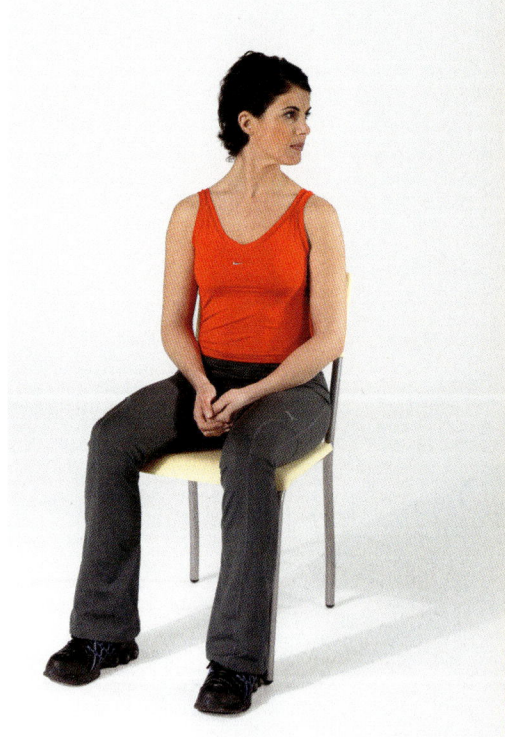

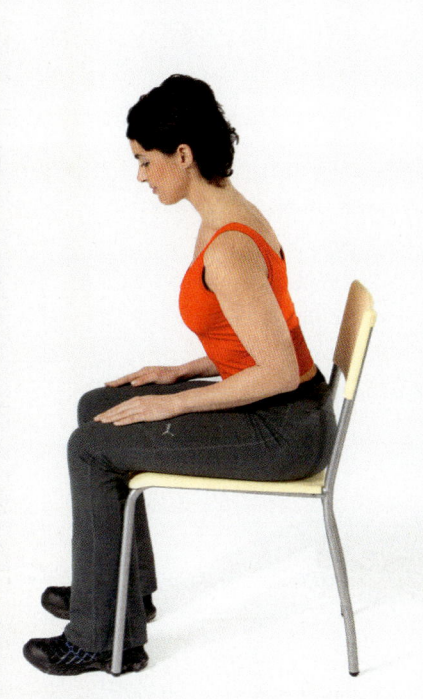

Übung 99

AUSGANGSPOSITION: Setzen Sie sich gerade hin. Legen Sie die Hände auf die Knie.

PHASE 1: Neigen Sie den Oberkörper etwa 20 Grad nach vorne. Schieben Sie das Brustbein nach vorn. Strecken Sie den Rücken. Halten Sie die Spannung 7 bis 10 Sekunden.

PHASE 2: Lösen Sie die Spannung.

ÜBUNGSUMFANG: Wiederholen Sie die Übung 3- bis 5-mal.

Alles Gute!

Ich hoffe, ich konnte Ihnen dabei helfen, Ihre Rückenprobleme in Alltag und Freizeit in den Griff zu bekommen. Natürlich sind Übungen kein Wundermittel. Sie sind der richtige Weg, wenn Ihre Beschwerden auf allgemeine Alltagsfehler zurückgehen und keine physiologischen Ursachen haben. Wenn Sie allerdings feststellen, dass die Schmerzen trotz korrekt durchgeführter Übungen bleiben, ist das ein Anzeichen dafür, dass sie andere Ursachen haben. In diesem Fall sollten Sie einen Orthopäden aufsuchen und sich gründlich untersuchen lassen. Schieben Sie das nicht zu lange vor sich her. Wenn Sie Ihre Rückenbeschwerden ernst nehmen – und zwar nicht erst, wenn es zu spät ist –, vermeiden Sie mit großer Wahrscheinlichkeit eine Verschlimmerung, die bis zu chronischen Beschwerden führen kann.

In den meisten Fällen sind die Ursachen aber nicht so ernst. Mit den Übungen dieses Buchs sind Sie für Ihre Vorhaben sehr gut gewappnet. Und wenn Sie sich darüber hinaus etwas besonders Gutes gönnen wollen: Absolvieren Sie in einer Krankengymnastikpraxis eine Rückenschule mit Haltungstraining, das Ihre Probleme gezielt angeht.

Jetzt müssen Sie nur noch eines tun: sich einen Ruck geben und das Gelesene auch in die Tat umsetzen. Bald werden Sie beobachten, dass Ihre Rückenprobleme nachlassen oder ganz verschwinden. Für diesen Erfolg ist der Aufwand eigentlich recht bescheiden, finden Sie nicht?